AYUNO MAGICO

✳✳✳✳✳

Jorge Morral Oyamburu

IBERDYNAMICS
Agencia Editorial para autores independientes

Dedico este libro a mis padres, María Cristina y Antonio.
A ella, por enseñarme el verdadero amor, el amor puro.
A él, por demostrarme que éste es incondicional.
J.M.O.

INDICE

INTRODUCCION

Un ayuno es algo serio, no es ninguna tontería. De hecho, es una disciplina y como tal requiere del conocimiento de unas normas básicas para su aplicación diaria. Ayunar no es sólo dejar de comer, implica muchas otras cosas; se trata de un proceso bien definido en el que intervienen muchos factores.

Por mi experiencia personal debo decir que se trata de un proceso duro. Ayunar durante veintiún días no es pan comido - y nunca mejor dicho. El impacto inicial al dejar de ingerir alimentos es bastante fuerte y estresante tanto para el cuerpo como para la mente. En los días posteriores el estrés desaparece casi totalmente pero los cambios en el organismo debidos a la expulsión y limpieza de toxinas y desechos se notan. El efecto social de no comer es otro aspecto altamente estresante. Comidas familiares, copas y salidas con los amigos, fiestas y un sinfín de eventos sociales en los que la incomodidad de esta práctica es manifiesta. Todos estos factores y algunos otros que comento a lo largo de esta obra deben controlarse, experimentarse y aceptarse de una forma lo más natural posible. Así el ayuno consigue convertirse en un proceso armonioso y más llevadero. No es fácil, es duro, pero tiene sus recompensas.

El objetivo que pretendo con esta obra no es otro que el de exponer y compartir mis propias experiencias personales en la disciplina del ayuno con personas que puedan estar interesadas en ella, tanto para realizarla ellos mismos como por simple curiosidad o búsqueda de información al respecto. No pretende en ningún momento ser una guía para nada y mucho menos ser un manual terapéutico ni nada parecido, aunque sí aportar algo de claridad, de luz.. Si el lector tiene dudas respecto a este tema, este libro puede ayudarle, sin duda, pero deberá siempre primero dirigirse a su médico o terapeuta (sean éstos de la disciplina que sean).

Lo que sí puedo asegurar desde estas líneas es que

todas las experiencias que aparecen descritas a lo largo de estas páginas son auténticas, reales y experimentadas en mi persona, literalmente, absolutamente. Además toda la información que en estas páginas aparece está referida siempre a mi experiencia personal y el valor que se le debe dar no es otro que el que puedan darle personas que quieran realizar un proceso de ayuno o de aquellas otras que, estando en ello, desean obtener información adicional procedente de otras personas que pasan o han pasado ya por un proceso similar.

Cada persona, su mente, su cuerpo, es un mundo. Todos somos diferentes y únicos. Es por ello que los procesos por los que pasamos individualmente crean respuestas diferentes en cada uno de nosotros. El ayuno, que como hemos dicho anteriormente es un proceso, no escapa a este tipo de respuestas. Cada ayuno es diferente en cada persona y las diferencias pueden no ser pequeñas pero sin duda existen una serie de leyes que se mantienen en secuencia y prácticamente constantes. Es por esta razón por lo que podemos hablar de proceso al estudiar la disciplina del ayuno. Resumiendo podemos decir que éste consiste en experimentar una transformación cuerpo-mente provocada por la falta de ingestión alimentaria durante un periodo relativamente prolongado.

He añadido algunos puntos que lejos de pretender ser un conjunto de pautas estrictas, me ha parecido interesante comentarlos para fijar un marco de referencia en el que moverme. Se trata de nociones generales y de algunas experiencias meramente personales aunque compartidas con otros amigos y colegas que practican el ayuno regularmente así como con profesores y expertos en naturopatía y en el ayuno en concreto.

Aunque en este tipo de disciplinas siempre surgen dudas respecto a los más variados aspectos de las mismas, he pretendido dar los máximos detalles a cerca del día a día de mis experiencias de forma que puedan dar al lector una visión mucho más clara de las distintas situaciones y sensaciones experimentadas durante el proceso.

«Corre siempre por el camino más corto:
el que está de acuerdo con la naturaleza».
Marco Aurelio

DISTINTOS TIPOS DE AYUNO

Existen muy diversos tipos de ayuno. No hay unos mejores que otros pero sí son diferentes y sus resultados así como sus beneficios también lo son; aunque todos los ayunos conducen a la purificación no todos lo hacen de la misma forma ni obtienen los mismos resultados.

Es nuestra responsabilidad (o la de nuestro terapeuta en su caso) el determinar el tipo de ayuno que mejor se adapta a nuestras necesidades y a nuestros objetivos. Las necesidades de cada individuo varían según muchos factores como puedan ser el estado físico general, el estado psicológico y anímico pero también es importante tener en cuenta el entorno y las circunstancias bajo las que se desarrollará el proceso. No es lo mismo decidirse a hacer un ayuno estando de vacaciones en el campo que hacerlo estando sobrecargado de trabajo, en la ciudad y con las responsabilidades familiares y/o sociales que son propias de nuestro tiempo.

También debe tenerse en cuenta la experiencia previa a la hora de determinar qué tipo de ayuno realizar y por cuánto tiempo hacerlo. Una persona acostumbrada a la disciplina del ayuno puede y sabe elegir mucho más fácilmente qué ayuno le conviene en cada momento. Es lógico; ya conoce sus pautas, sus reacciones y sus costumbres respecto al proceso y le es mucho más sencillo tomar una decisión. Para aquellos que no han realizado nunca un ayuno puede serles de gran utilidad realizar un primer intento con un ayuno de evitación o un ayuno con zumos. Posteriormente, una vez alcanzado el nivel de auto confianza que da el saberse capaz de ayunar puede entrarse en un ayuno hídrico con mejores garantías de éxito.

Cualquier limitación en la ingesta alimenticia habitual de un individuo puede considerarse un ayuno. Cierto es que los puristas de la terapia del ayuno sólo consideran 'ayuno' al proceso de la total restricción de alimentos (excluyendo el agua). Sin embargo considero ésta una visión muy radical y exagerada. El ayuno hídrico es sin duda el más profundo y más efectivo; el rey de los ayunos si se quiere decir así, pero es evidente que no siempre se puede ni se debe realizar un ayuno hídrico total. Los ayunos parciales son de gran ayuda tanto para personas habituadas a ayunar como para principiantes. Por tanto, considero importante tener una visión más amplia de las posibilidades que ofrece esta magnífica terapia y a continuación expongo los distintos tipos de ayuno que pueden realizarse obteniendo de cada uno de ellos grandes beneficios:

AYUNO HÍDRICO ESTRICTO: Sólo se ingiere agua. Este es quizás el ayuno más potente que podemos hacer. Al ingerir sólo agua obligamos al cuerpo a realizar una limpieza profunda. No hay concesiones; nuestro cuerpo reacciona de manera inmediata ante un ayuno de este tipo: por un lado busca energía por todos los rincones del organismo y por otra parte concentra la máxima energía disponible en la limpieza del mismo.

AYUNO HIDRICO: Al ayuno hídrico estricto se le añade alguna infusión no excitante (té blanco o ayurvédico, manzanilla, tomillo, etc...) o algún caldo muy ligero de hierbas. Es una versión mucho más llevadera que la anterior. El resultado del ayuno es prácticamente idéntico al hídrico estricto pero al ingerir 'algo' hace que psicológicamente represente una carga menor. El poder hacer una pausa en nuestras actividades para tomar una infusión es de agradecer teniendo en cuenta que cada día pasamos gran parte de nuestro tiempo sentados a una mesa para desayunar, comer o cenar, o bien preparando comidas o pensando qué haremos o compraremos en la tienda para comer. Todo este tiempo desparece por completo con el ayuno hídrico estricto y este cambio en unas rutinas tan asentadas en nosotros es, muchas veces, duro de llevar.

AYUNO CON ZUMOS: El ayuno con zumos consiste en tomar únicamente agua y algunos zumos de frutas naturales y normalmente rebajados con agua al 50%. Esta es una de las formas de ayuno más practicadas. Los defensores de este tipo de ayuno afirman que al tomar zumos se ingieren los hidratos de carbono necesarios para que no aparezca cetonemia.

DE EVITACIÓN U OMISIÓN CUANTITATIVO :

Consiste en 'saltarse' o 'evitar' alguno de los ágapes habituales. El más común y también el más saludable es el de evitación de la cena, es decir, no cenar nada más que agua durante un período determinado. Lo normal es que la duración de este tipo de ayuno sea de siete días completos. Podemos saltarnos la merienda (si estamos habituados a ella) o la cena (o incluso ambas), pero no es recomendable en ningún caso omitir la comida y después cenar u omitir el desayuno y después comer y/o cenar. Siempre debe saltarse la última comida a la que estamos habituados y seguir en ayuno hasta levantarse al día siguiente.

DE EVITACIÓN U OMISIÓN CUALITATIVO
Se trata de evitar alguno o algunos tipos de alimentos. Por ejemplo: evitar la ingesta de carne durante una semana.

INVERSO. Consiste en no ingerir nada excepto únicamente un tipo de alimento o incluso sólo un alimento en concreto. Por ejemplo la dieta de la uva sería un ayuno típico de este tipo. Sólo se toma uva o zumo de uva, nada más. Se trata de un tipo de ayuno que muchas veces viene disfrazado de dieta. De hecho, sin duda es ambas cosas a la vez.

INTERCALADO: Consiste en realizar un ayuno de duración corta (normalmente 1 día/24horas) que se va intercalando en periodos de tiempo más prolongados. Ejemplo de esto sería el ayuno de un día al mes o incluso de un día a la semana. Este tipo de ayuno es muy positivo pues se puede combinar perfectamente con un ayuno prolongado a forma de extensión. De esta forma los beneficios del ayuno se mantienen por más tiempo (léase Mi Experiencia). El ayuno intercalado puede ser de cualquiera de los distintos tipos de ayuno: hídrico, con zumos, de evitación, etc... Pero lo más recomendable es hacerlo con el ayuno hídrico o con zumos de frutas.

«Nuestro cuerpo es nuestro jardín...
nuestra voluntad es el jardinero».
William Shakespeare

EL PROCESO

¿Qué significa ayunar?, ¿Cómo se realiza este proceso?

Nuestro cuerpo es una manifestación de energía. Se trata de una manifestación complejísima que apenas podemos llegar a entender. Somos materia, nuestro cuerpo es material, de eso no cabe duda, pero también somos mente, y la mente no es material. Nuestro funcionamiento como seres duales (mente-materia) requiere de una constante: el intercambio de energía. Este intercambio energético que realizamos cada día, a cada minuto, a cada segundo, a través de la respiración en primer lugar pero también a través de la alimentación, las relaciones, los pensamientos, nuestros propios movimientos corporales (por ej. El ejercicio físico) tiene una serie de características propias.

odavía conocemos poco estas características, estas leyes. Sin embargo a lo largo de la historia de la humanidad, la curiosidad del hombre ha propiciado que desde muy atrás en el tiempo se vaya en busca de estas leyes. Disciplinas tales como la Medicina Tradicional China (MTC), el Ayurveda de la India y muchas otras han conseguido crear una serie de sistemas conceptuales que tratan de explicar, como mínimo, algunas de estas leyes, quizás las más importantes y más comprensibles para nosotros. Todos estos sistemas se basan en el intercambio de energía, en la transformación de la energía. El nombre de esta energía varía de unas teorías a otras pero el concepto, aunque con diferencias notables, es básicamente el mismo. Palabras como Chi (en China) o Prana (en la India) hacen referencia a esta energía.

Aunque sabemos poco, sí que podemos estar seguros de algunas de estas leyes fundamentales que son idénticas en todas las disciplinas. Las dos más importantes son:

La energía debe fluir. Para que la vida (material y mental) se desarrolle en plenitud la energía debe fluir. Una energía estancada es una fuente de problemas para el desarrollo de la vida. El ejemplo típico del agua estancada. Todos sabemos que un agua estancada por mucho tiempo se estropea, se pudre y se envenena. El agua, que no deja de ser otra manifestación de energía más, debe fluir. La energía de la vida también. Además podemos pensar fácilmente que si la energía no fluye su capacidad de transformación se agota. La enfermedad surge muchas veces de una energía estancada.

Debe existir equilibrio energético. Cualquier manifestación de vida se debe a un equilibrio energético. Sin equilibrio la vida se agota. Es el clásico concepto de "Demasiado de algo es malo". Esto significa que para que haya vida, una vida en pleno desarrollo de todo su potencial, debe existir un equilibrio entre los distintos tipos de energía. Es lógico pensar que si a una semilla enterrada la inundamos de agua o la privamos de unas horas de sol diarias, no brotará. Tiene demasiada energía de un tipo y muy poca, o nada de otro tipo. Tiene que existir un equilibrio de agua, de tierra y nutrientes, de sol y de aire (el co_2 contenido en él) para que esa semilla brote, se desarrolle plenamente y complete su ciclo vital.. Si no hay equilibrio la vida se dificulta, si el desequilibrio es muy fuerte la vida desaparece. Simple y claro.

Las derivaciones que pueden surgir de estos dos conceptos combinados son infinitas, literalmente. De hecho, la MTC basa en estos dos únicos conceptos todo su desarrollo. Es una medicina milenaria y sin embargo vigente hoy en día y cada vez más aceptada en occidente sin duda por sus resultados.

En la MTC se trata de combinar las dos energías existentes y opuestas (o complementarias), el Yin y el Yang. Toda la medicina tradicional china trata de equilibrar estas dos fuerzas para obtener un desarrollo pleno. En caso de desequilibrio energético surge la enfermedad y únicamente una vuelta al equilibrio natural puede 'curar' o hacer desaparecer la enfermedad o el problema en cuestión. Si existe un exceso o una falta de alguna de las energías, comienza el proceso de desequilibrio que muchas veces lleva al estancamiento (no fluir) y con ello surgen las enfermedades, tanto las físicas como las psíquicas.

Con el estilo de vida que llevamos actualmente las posibilidades de intoxicarse de forma continua son altísimas, de hecho, es casi imposible no hacerlo. Comemos en exceso, mucho más de lo necesario para mantener nuestro cuerpo. Comemos mal, la mayor parte de nuestra alimentación proviene de alimentos sometidos a procesos industriales que restan las energías limpias de los alimentos. Vivimos en ciudades altamente contaminadas por el uso de carburantes fósiles, por el uso de antenas de radiofrecuencia para móviles, televisión y todo tipo de comunicaciones. Algunos fumamos y bebemos en exceso, algunos no hacemos deporte ni actividad física de ningún tipo. Otros desarrollan pensamientos muy negativos, ansiedades y todo tipo de toxinas psíquicas.

Nuestro organismo tiene la capacidad de eliminar y de deshacerse de todos estos 'ataques', por supuesto, y con una potencia tremenda, pero no tiene una capacidad ilimitada. Si el desequilibrio es demasiado fuerte, o demasiado constante, el organismo pierde: se enferma y se agota.

De la misma forma que cuanta más porquería y desechos vertimos a un río menor es su capacidad para transportar agua y sobrevivir, cuantas más toxinas tengamos acumuladas en nuestro organismo menor será nuestra capacidad de desarrollar salud y de sobrevivir. Las toxinas se 'quedan' atascadas en nuestro organismo de muy diversas formas y por muy diversas razones, y su presencia merma considerablemente nuestra capacidad de transformar y de hacer fluir la energía.

Esto nos lleva a un desequilibrio energético que va en aumento y por tanto es necesario re-equilibrar el organismo limpiándolo, saneándolo, desintoxicándolo. El ayuno nos ayuda extraordinariamente en esta labor.

Ayunar es una disciplina que consiste en limitar la ingesta de alimentos por parte de nuestro cuerpo durante un tiempo determinado. No se trata de nada nuevo, de nada moderno, se trata de una práctica presente en prácticamente todas las culturas desde hace miles de años. Y por supuesto también en el mundo animal tenemos múltiples ejemplos de ayuno.

Los motivos para hacerlo son muy diversos y ya tendremos tiempo de comentar estos aspectos (véase Motivación y beneficios), pero lo que se busca al practicar el ayuno es siempre una cosa: la purificación. Ayunar es purificar. Esta purificación es, a nivel práctico, una limpieza física y también mental.

Es importante aclarar un aspecto fundamental en este proceso: las consciencia y la voluntad. El ayuno como proceso de purificación tiene lugar cuando se trata de un ayuno consciente y voluntario, es decir, la persona que lo realiza debe hacerlo de forma voluntaria y con un conocimiento de para qué lo hace, cómo lo hace y qué motivos o sensaciones y sentimientos le llevan a tomar esta decisión. En el caso de ayuno involuntario las consecuencias pueden ser terribles. Un ayuno no es en ningún caso una huelga de hambre. Cuando se deja de ingerir alimentos de forma involuntaria y negativa, o como medida de presión (sean las razones justificadas o no), los resultados pueden llevar a desarreglos serios del organismo e incluso a la muerte. Mente y cuerpo están relacionados y en el caso del ayuno, lo creamos o no, el cuerpo sabe si lo hace como terapia o como castigo. Aquí estamos hablando siempre del ayuno voluntario, positivo y consciente; con unos objetivos, con un método y con un conocimiento de causa.

Se trata de dejar descansar a los distintos sistemas que conforman nuestro organismo para que puedan llevar a cabo labores de limpieza y desintoxicación que les son propias pero que no pueden realizar de forma eficaz habitualmente al estar constantemente sometidos a agresiones tales como excesivos trabajos de digestión. Además en los tiempos modernos tendemos a comer en exceso y sin un control consciente de aquello que comemos. Por si esto fuera poco los alimentos que ingerimos proceden en gran parte de unas industrias que procesan los alimentos de tal forma y con tal cantidad de aditivos que aquellas propiedades que deberían serles propias quedan notablemente mermadas. Vitaminas, minerales, oligoelementos, proteínas; todo ello queda muy comprometido en la relación nutrientes/desechos. Tenemos más alimentos pero con mucha menor calidad nutritiva. Al ayunar, ayudamos a nuestro organismo a sacarse de encima todo este exceso de restos y de porquería que se van acumulando en él por las causas expuestas. La sobrecarga diaria es entonces contrarrestada por un descanso orgánico importante puesto que las labores de digestión quedan interrumpidas por un tiempo.

Dependiendo de varios factores como el estado físico y el metabolismo de cada persona y también del tiempo que dure el ayuno esta purificación se lleva a cabo más o menos profundamente. En principio y tratándose de una persona con salud, es decir sana, un ayuno puede durar desde un día hasta los 40 días que prescribe el ruso Alexander Suvorin como ciclo completo de ayuno para una purificación y limpieza totales.

¿De qué se alimenta el cuerpo durante el ayuno?

Aunque las funciones del cuerpo durante el ayuno están enfocadas principalmente en la purificación y la limpieza, el cuerpo necesita energía para realizarlas. Al no ingerir alimentos nuestro cuerpo se alimenta principalmente del oxígeno de la respiración y de las reservas que se hallan almacenadas en él. El proceso empieza inmediatamente: primero se utiliza el glucógeno de la sangre, músculos y el almacenado en el hígado. Durante las primera 24/48 horas esto es suficiente para aportar la energía que el cuerpo necesita con una actividad normal. A partir de aquí el glucógeno se agota, entramos en hipoglucemia, lo que inicia una serie de reorganizaciones fisiológicas, y al poner en marcha estos mecanismos el metabolismo comienza a hacer uso de las grasas acumuladas en las distintas partes del cuerpo. Esta hipoglucemia que aumenta al principio, se estabiliza sobre el tercer o cuarto día de ayuno.

En cuanto a las vitaminas, se ha comprobado en numerosos estudios que el ayunante no sufre falta de vitaminas (avitaminosis) y que ninguna persona ni tampoco animal ha muerto por falta de vitaminas. Durante el ayuno, en parte porque el proceso de digestión/absorción/transformación es inexistente, disminuyen las necesidades vitamínicas.

La grasa es el combustible perfecto para ser almacenado pues aporta muchísima energía por unidad de volumen (mucho más que las proteínas o los hidratos de carbono) y además se almacena en nuestro cuerpo sin necesidad de retener agua. La metabolización de la grasa continúa hasta que ésta se acaba y sólo entonces el cuerpo trata de obtener energía de otras fuentes como las proteínas con las que están formados los tejidos musculares, la masa muscular. En un ayuno bien llevado esto no llega a ocurrir (en una huelga de hambre, sí puede ocurrir, pues el organismo entra en una especie de estado de pánico y obtiene la energía de forma inmediata y poco ordenada, de ahí su peligrosidad) pues antes de que ocurriera el cuerpo da signos de que las grasas se han agotado. El signo principal de esto es la aparición de un hambre desmedida e incontrolable. Tengamos esto en cuenta: si durante el ayuno nos sobreviene un hambre insoportable debemos empezar a realizar la salida del ayuno e ir a consultar con nuestro naturópata o médico de cabecera.

Podemos dividir en tres fases bien diferenciadas todo proceso de ayuno. Estas tres fases son: la preparación o entrada al ayuno en primer lugar, el ayuno propiamente dicho en segundo lugar y la salida del ayuno en tercer lugar. Las tres fases son importantes.

Las tres fases del ayuno.

1 - LA PREPARACION

En esta primera fase estamos hablando de todos los factores necesarios que deben confluir para llevar a cabo el ayuno programado de una forma eficiente y eficaz. Así conseguiremos más fácilmente los resultados deseados.

La preparación se refiere básicamente a los dos aspectos más importantes de este proceso: la vertiente fisiológica (cuerpo) y la vertiente psicológica (mente). Deben combinarse ambas. No sirve de mucho realizar una buena preparación de una de estas vertientes si no tenemos en cuenta la otra.

A la hora de preparar un ayuno debemos tener en cuenta muchos factores antes de comenzar tales como nuestro estado físico, nuestro estado anímico, nuestra capacidad para aislarnos en caso necesario, nuestros compromisos sociales, trabajo etc... Todos estos factores influyen muchísimo en el proceso y tendrán que tenerse en cuenta antes de comenzar.

Lo idóneo es realizar una pequeña programación previa. Para ello debemos tener en cuenta el tiempo de ayuno que queremos realizar, las características del mismo (hídrico, de zumos, parcial etc...) y a partir de aquí realizar los preparativos necesarios.

Se debe tener en cuenta que cuanto más prolongado vaya a ser el ayuno más metódica y precisa debe ser la preparación del mismo. También es importante el grado de experiencia del ayunante. Si no se tiene ninguna experiencia de ayuno deberemos ir poco a poco, con paciencia y procurando realizar una preparación muy ordenada. Al ir cogiendo experiencia en ayunos sucesivos esta fase se realiza de una forma bastante más automática y menos programada.

Por norma general podemos decir que por cada 3 días de ayuno debemos tener un día de preparación. Esto significa que si vamos a realizar un ayuno de 3 días deberemos programar como mínimo un día completo de preparación.

La preparación fisiológica consiste en ir acostumbrando poco a poco nuestro cuerpo a funcionar con una ingesta calórica baja. Se trata de alimentarnos durante estos días a base de alimentos preferiblemente crudos y sin procesar. Alimentos éstos (básicamente frutas y verduras) que nos ayudarán a dar un empujoncito a nuestros sistemas digestivo y circulatorio. En cuanto a la bebida (agua), debe ser abundante en este periodo pero no excesiva.

¿Qué comer durante la preparación? ¿Cuánto comer?

Depende mucho de cada persona, de qué alimentos y en qué cantidades suele basarse su alimentación diaria. No es lo mismo una persona con claro sobrepeso a otra que pueda estar muy delgada. Se realizará un esfuerzo por minimizar la ingesta de aquellos alimentos que no nos ayudan a prepararnos para el ayuno.

En esta fase debe uno alimentarse de frutas, verduras crudas o al vapor, poca proteína preferiblemente procedente de pescado o de la combinación de cereales y grano. En cuanto a los hidratos de carbonos deberemos ingerir cantidades lo más pequeñas posibles durante estos días Debe abandonarse toda costumbre de ingerir bollería industrial, pan blanco, bebidas refrescantes carbonatadas con azúcar o sin él , alcohol, etc... Viene a ser como una dieta hipocalórica pero donde se tiene en cuenta no sólo las calorías que tomamos sino también de qué tipo son y de dónde proceden.

De esta forma se busca minimizar un poco (o bastante según cada caso) el impacto que aparece en nuestro organismo tras el abandono de la ingesta en los primeros días. Además se procura que este tipo de alimentación nos proporcione una cierta limpieza o 'barrido' del tubo digestivo con el objetivo de poder utilizarlo bien en la fase de ayuno como elemento portador y eliminador de las toxinas y desechos que a través del mismo tendrá lugar.

A medida que avanza el proceso, el cuerpo irá eliminando las toxinas, detritos y elementos que no le sirven y que le molestan y que además pueden y suelen ser causa de múltiples enfermedades. La eliminación se realiza por todos los frentes disponibles en nuestro organismo: a través de la orina, a través de las heces, por la piel en la sudoración y también por la boca a través de la respiración y de la lengua. Esto último suele sorprender a la gente; la lengua va cambiando a través de todo el proceso y su misión principal es eliminar toxinas, utilizando la saliva (la cual acabaremos escupiendo en gran parte). Además la lengua tiene una función de información pues a través de su textura, color, y olor podemos conocer en qué estado de desintoxicación nos encontramos.

Algunas personas prefieren empezar el ayuno con el tubo digestivo completamente limpio. Esto se consigue utilizando cualquier técnica de limpieza intestinal. Lo más normal es comenzar la fase de ayuno (no la preparación) con un enema por la mañana (Véase 'La cuestión del hambre' donde se trata ampliamente la temática de los enemas).

En cuanto a la vertiente psicológica de la preparación debemos decir que ésta tendrá lugar una vez ya se haya decidido llevar a cabo el ayuno. En ningún caso debe utilizarse la fase de preparación como elemento para acabar de decidirse a hacerlo puesto que esto conllevaría en un gran número de casos al fracaso de toda la operación. La decisión debe estar ya tomada y debe entenderse esta fase de preparación como el comienzo del viaje y no como una parte del proceso de decisión (véase La cuestión de la voluntad).

Durante la fase de preparación o entrada al ayuno el estrés ya se hace evidente. Es como en cualquier dieta, existe una tensión inherente al hecho de comer menos y sobretodo al hecho de ser conscientes de que estamos haciéndolo. Esto es lo más importante, el saber conscientemente lo que estamos haciendo. A partir de aquí uno debe tener claro que ya está embarcado en el proceso y que los resultados positivos del mismo dependen sólo de él mismo y de cómo afronte cada situación de tensión.

Como he comentado anteriormente cada persona es un universo diverso y diferente y por tanto esta fase de preparación también se experimenta de forma distinta. Hay quien necesita de mucha preparación en todas las ocasiones en que ayuna y hay quien no necesita preparación en absoluto y entra directamente en el proceso de ayuno propiamente dicho de forma directa. Lo que es evidente para cualquiera es que si uno es primerizo en estas cuestiones no deberá jamás desestimar un correcto uso de la fase de preparación.

En la fase de preparación no suelen verse signos diferenciados en la lengua ni en la orina ni en las heces ni en el olor corporal. Esto viene más adelante.

2 - EL AYUNO

Una vez se ha realizado la preparación necesaria y conveniente para cada caso pasamos ya a la fase de ayuno propiamente dicha. Ésta consiste en dejar de ingerir cualquier tipo de alimento sólido o líquido excepto agua (o zumos de frutas en algunos casos). De vez en cuando pueden ingerirse algunas infusiones, sobretodo si se realiza en invierno pues al cuerpo le va muy bien la ingesta de agua caliente, pues ésta además de ayudar a mantener la temperatura corporal también colabora en la disolución y eliminación de flemas y desechos orgánicos de todo tipo.

Los primeros días del ayuno son bastante sorprendentes para muchas personas. No sabría decir si son los más duros (normalmente así es) pero siempre son los más sorprendentes. La experiencia de estos primeros días depende mucho de los planteamientos psicológicos y de las ideas preconcebidas que tenemos justo antes de empezar. Como en todo, el contraste es importante. Si creemos que va a ser un sacrificio durísimo e insoportable entonces quizás nos sorprendamos al ver que no lo es tanto y que somos perfectamente capaces de llevarlo a cabo. Si, al contrario, tenemos ya cierta experiencia y pensamos que lo haremos sin problemas podremos sorprendernos al ver que no deja de ser un esfuerzo importante para nuestro cuerpo y nuestra mente y por tanto que, aunque con experiencia, no deja de ser algo bastante duro.

En estos primeros días suelen surgir unos síntomas bien determinados. En los tres primeros días del ayuno es fácil que aparezcan dolores de cabeza, mareos, fatiga, fiebre en algunos casos (los menos) y malestar general. Los dolores de cabeza pueden ser bastante intensos y suelen aparecer más frecuentemente por la tarde y por la noche. Suelen durar tan solo unas horas y una vez pasan ya no vuelven a aparecer en ningún momento durante todo el proceso. Es importante no asustarse ni tomar medicinas tales como ibuprofenos, aspirinas ni ningún otro analgésico sintético. Pueden mitigarse (no siempre eliminarse del todo) bebiendo 3, 4 o 5 vasos de agua, bebidos a sorbos.

Estos dolores se deben principalmente a dos causas: por un lado el impacto inicial por la falta de ingesta hace que el cuerpo reaccione y se queje; quiere comer. Sobretodo, las personas que beben habitualmente café u otros excitantes suelen sufrir dolores bastante intensos en algún momento durante los primeros dos días del ayuno. Por otro lado el torrente de toxinas y de desechos orgánicos (tales como células sanguíneas en mal estado o deterioradas) hace que la sangre se intoxique en las primeros días del ayuno y ello causa dolores de cabeza y otras molestias iniciales. Esta es la primera fase del ayuno, pasa rápidamente y no tenemos nada que temer. Se trata sólo de molestias más o menos intensas al cambiar del estado de digestión al estado de higiene, de limpieza.

A partir de aquí las cosas se mantienen más o menos estables. Una vez transcurridos estos dos o tres primeros días las cosas cambian bastante. Se puede decir que desde el tercer día hasta el vigesimoprimero no existen grandes diferencias. La sensación de hambre varía notablemente de unas personas a otras pero se mantiene estable durante todo este período de tiempo. Si el tercer día se tiene un sensación de hambre importante se tendrá durante todo el proceso y hay que estar preparado para ello. Normalmente esta sensación de hambre es 'moderada' en muchos casos y 'nula' en algunos pocos. Por lo general se tiene una cierta sensación de hambre del todo controlable a base de esfuerzo. Hablaremos más de este asunto en el capítulo correspondiente a 'La cuestión del hambre'.

Físicamente el cuerpo se va encontrando mejor, literalmente, día a día Se pueden y suelen dar capítulos de dolores, a veces agudos, en ciertas partes del cuerpo. Generalmente se dan en articulaciones y quizás se sientan molestias leves en algún órgano interno. Esto es completamente normal durante este proceso. Piénsese que todos y cada uno de los órganos internos está involucrado en las funciones de limpieza y desintoxicación. Es lógico que en algunos momentos del mismo los órganos deban realizar algún esfuerzo extra para sacar alguna toxina o grupo de ellas. Además, al no estar acostumbrados a limpiezas severas, nuestros órganos internos pueden 'quejarse' un poco al tener que empezar a trabajar *en serio* en el sentido contrario al que normalmente lo suelen hacer.

Debemos tener en cuenta que después de los primeros tres o cuatro días el metabolismo entra en un estado de relajación. Si bien es cierto que nuestro organismo trabaja incansablemente para alimentar sus funciones, eliminar toxinas y purificarse, al pasar la tensión de los primeros días se produce un relajamiento, una distensión muy considerable del metabolismo. Es una sensación agradable y es aquí donde empezamos a encontrarnos mucho mejor y a darnos cuenta de que tenemos una energía mayor. La mente empieza a clarificarse y nuestra lucidez aumenta de forma considerable como consecuencia de esto.

La lengua y la boca.

La lengua es una fuente de información muy precisa, entre otras cosas, del estado de nuestro sistema digestivo. Durante un proceso de ayuno podemos obtener, de forma fácil, mucha información de cómo estamos llevándolo y de en qué punto del proceso nos encontramos.

Como venimos diciendo, cada persona tiene sus particularidades. A unos la lengua les reacciona inmediatamente al comenzar a ayunar, a otros más lentamente pero prácticamente todo el mundo puede orientarse por el estado de su lengua.

Las funciones habituales de la lengua (degustación de los alimentos y transmisión de información al estómago respecto a qué tipo de alimentos y a qué temperatura se encuentran) cambian durante el ayuno. Ahora la lengua pasa a ser un órgano de excreción. Por la lengua van saliendo toxinas y desechos de forma continuada durante todo el ayuno. Mientras queden desperdicios por eliminar en nuestro organismo la lengua ayudará a sacarlos fuera de él. Esta es la razón por la que la lengua adquiere esas texturas, esos colores y esos olores tan característicos durante un ayuno.

El aspecto más importante y más indicativo de la lengua es su color. Éste presenta variaciones durante los días de ayuno. Normalmente empieza coloreándose de amarillo o de blanco para posteriormente volverse más amarronada e incluso llegando al color vino muy oscuro. Estos cambios son progresivos y dependen de cada persona. Algunas personas modifican muy poco su coloración lingual mientras que otras sufren cambios de color muy exagerados y llamativos. Esto depende del tipo de metabolismo de cada persona y del tipo de toxinas que estamos eliminando en cada etapa del proceso. Las personas muy intoxicadas suelen tener coloraciones muy intensas y cambios muy perceptibles.

La coloración de la lengua viene en gran medida determinada por la aparición de la saburra. La saburra es una secreción mucosa espesa que se acumula en las paredes del estómago y como consecuencia aparece como una capa más o menos profunda y densa en la superficie superior de la lengua. Dependiendo del estado de desintoxicación y de los procesos fisiológicos que ésta comporta, va variando el color y también la profundidad de la misma. En la MTC la lengua no deja de ser una prolongación, una parte más del estómago. En ningún momento debemos preocuparnos por el color de nuestra lengua. Observamos nuestro proceso y continuamos con el ayuno sin darle más importancia a su color puesto que ya esperamos estos cambios. Sólo al final del ayuno la lengua estará totalmente despejada y limpia.

Aquí cabe hacer una aclaración: si el proceso de purificación y desintoxicación ha culminado, es decir, se han eliminado todas (o la mayor parte) de las toxinas que acumulamos, la lengua adquiere de nuevo y rápidamente su color rojizo limpio y claro. Muchas veces ocurre que no conseguimos limpiarnos del todo en el tiempo que hemos determinado para ayunar y entonces la lengua sigue sucia en nuestro último día de ayuno. Esto significa que al empezar a comer de nuevo, el proceso de desintoxicación se romperá, la lengua volverá a realizar sus funciones habituales y desaparecerá (en la primera ingesta) todo rastro de saburra o color en ella. Es muy conveniente en estos casos el complementar el ayuno recién terminado con uno intercalado de un día a la semana durante un periodo lo más largo posible. Seis meses es suficiente pero continuar con este hábito de forma permanente es lo ideal. Un día semanal de ayuno es muy beneficioso para nuestro cuerpo puesto que es un día de descanso para el sistema digestivo, además de un día de limpieza.

En cuanto a las materias que se expulsan por la lengua, éstas hacen que no solamente cambie el color de la lengua sino también el olor de la boca y la consistencia de la saliva. De nuevo depende mucho de cada individuo. Hay quien desprende por la boca un olor fuerte y desagradable y hay quien apenas desarrolla malos olores.

Las encías pueden sangrar durante algunas fases del ayuno. Esto es debido a que la misma purificación hace que las encías eliminen pequeños detritos y toxinas. Esta puede ser también causa de malos olores en la boca. Es importante llevar un aseo estricto en todos los aspectos; también en la boca. Una estricta higiene bucal durante el ayuno evitará problemas posteriores. Hay quien defiende no lavarse la boca durante el ayuno debido a que la acidez de la saliva puede dañar el esmalte. Quien escribe estas lineas no subscribe este hábito de ninguna manera. Al eliminarse grandes cantidades de toxinas por la boca, de no llevar una estricta higiene de la misma, pueden producirse flemones e infecciones serias al dejar el ayuno. Con una higiene correcta de la boca se evitan estos extremos. Por otra parte nos veremos obligados, durante nuestro ayuno, a escupir literalmente repetidas veces durante el día En algunas fases la saliva y el estado de la boca, ciertamente molesto, no dejan otra opción. Esto es normal y no debe ser fuente de preocupación alguna.

La Orina.

Los riñones realizan durante el ayuno un trabajo ímprobo. Una gran parte de las toxinas del organismo pasan al torrente sanguíneo y los riñones se ocupan de filtrarlas para expulsarlas a través de la orina. Por tanto es lógico que ésta muestre el estado de limpieza de forma bien visible. Los líquidos ingeridos (básicamente agua) ayudan a realizar este proceso y el agua caliente a la que aludíamos anteriormente es muy beneficiosa pues facilita la disolución de toxinas en la orina.

Las características a tener en cuenta en la orina son el color, la densidad y el olor. Aquí de nuevo estamos ante la diversidad según los individuos; cada uno con sus peculiaridades. El color va sufriendo variaciones puesto que el proceso de desintoxicación del organismo es continuo durante el ayuno pero no uniforme. De este modo en algunas ocasiones la orina aparece de un color más claro y cristalino y en otras más oscuro y turbio. Con la densidad ocurre algo parecido. Es este de la orina un buen indicativo de la cantidad de toxinas que estamos expulsando. A mayor cantidad mayor variación en el color y en la densidad. Es muy normal que tras unos días ayunando el color de la orina se vuelva marrón, sobretodo a primera hora de la mañana. Después, durante el resto del día puede aclararse un poco pero siempre manteniendo un cierto grado de color, que va desde el amarillo claro al marrón oscuro.

Si el organismo expulsa una gran cantidad de toxinas y desechos al torrente sanguíneo los riñones no tienen tiempo de filtrar todo y se reservan un poco el trabajo, por ello no es de extrañar que, una vez finalizado el ayuno, ya en la fase de salida, la orina resulte mucho más densa y oscura que durante todo el proceso de ayuno propiamente. Además, esta densidad puede ocasionar pequeñas molestias durante la micción; pero no son más que eso: pequeñas molestias. Esto es perfectamente normal y no debería durar más de dos o tres días; a partir de ahí la orina comenzará a aclararse y, si hemos completado la limpieza de nuestro organismo, saldrá clara y cristalina como el agua pura. Por esta razón es importante la ingesta de líquidos en forma de caldos ligeros e infusiones calientes una vez terminado el ayuno.

Heces.

La mayor parte de la gente cree que al dejar de comer se dejan de expulsar heces; nada más lejos de la realidad. Cierto es que se disminuye el volumen, la cantidad de excrementos expulsados, pero debemos saber que por las heces es por donde se realiza la expulsión de la parte más importante de las toxinas, detritos y desperdicios El proceso de desintoxicación hace que los intestinos vayan recibiendo grandes cantidades de desechos recibiéndolos del torrente sanguíneo procedentes de todo nuestro cuerpo. Todas las células de nuestro cuerpo expulsan durante el ayuno las toxinas y cuerpos extraños hacia la sangre y el sistema linfático que, a su vez, los transportan hacia los riñones y los intestinos para su evacuación.

No debemos dejar todo este cúmulo de toxinas en nuestros intestinos porque, de hacerlo, las vellosidades intestinales que normalmente, en estado de alimentación, absorben los alimentos empezarán a absorber toxinas y nos intoxicarán produciendo dolores, malestar, fiebre y otros problemas, estropeando y dificultando nuestro objetivo que no es otro que el de limpiarnos.

Para evitar esta situación de re-intoxicación es necesario la evacuación intestinal diaria y aquí es donde entra el asunto de los enemas. Es conveniente aplicarse un enema diario para evacuar y limpiar los intestinos. Debemos pensar también que si no limpiamos los intestinos de las toxinas y desechos éstos entrarán en nuestro organismo con mayor rapidez y facilidad que normalmente pues los intestinos están más abiertos (en su tejido velloso) al estar 'hambrientos' y en alerta máxima para la búsqueda de alimentos. Véase "La cuestión del hambre" en el capítulo "Tres cuestiones clave en todo ayuno" para ver cómo se realizan estas aplicaciones de los enemas.

En cuanto al color y la textura de las heces de nuevo variará de persona a persona. Al aplicar los enemas lógicamente saldrán envueltas o acompañadas de líquido pero podremos observar trozos más o menos grandes y sólidos (esto provoca gran sorpresa en las personas que no han realizado ayunos antes). El color será normalmente bastante negruzco y en ocasiones puede ser verdoso por la acción de la bilis, la cual ayuda enormemente en el proceso de limpieza y expulsión. Nada extraño en todo esto, se trata de desperdicios por lo que no podemos esperar ni olores ni texturas agradables.

Repito, lo importante es mantener los intestinos limpios y funcionales para que puedan realizar sin dificultades sus labores de expulsión de desperdicios. Unos intestinos limpios nos ayudarán, además, a mantener a raya la sensación de hambre.

Higiene.

La higiene personal durante el ayuno es imprescindible. La eliminación de toxinas es un proceso que se realiza de forma total; cada célula de nuestro cuerpo participa. El órgano más extenso del ser humano es la piel, y es a través de ella, a través de nuestros poros por donde se realiza una mayor transferencia de toxinas hacia el exterior. Por tanto una higiene diaria se hace necesaria si no queremos acumular toxinas en la piel. De no hacerlo así es fácil que suframos más problemas dérmicos de los necesarios. Es relativamente usual el desarrollar pequeñas erupciones o eccemas en la piel; son grupos de toxinas que nuestro organismo elimina por donde le parece mejor. La ducha caliente acompañada de un buen masaje jabonoso es una ayuda estimable y necesaria.

Es por tanto necesario realizar una esmerada higiene corporal durante todo el ayuno. Una ducha diaria con agua caliente y jabón es lo mínimo que debemos exigirnos. Tengamos en cuenta que el órgano de la piel funciona en ambos sentidos, es decir, de dentro hacia fuera (sudoración, expulsión) pero también de fuera hacia dentro (por absorción- pensemos en los parches de nicotina, ungüentos, cremas, etc...). De forma que si permitimos la acumulación de toxinas sobre nuestra piel estamos permitiendo que se reabsorban y en lugar de desintoxicarnos provocamos una nueva intoxicación. Una ducha diaria nos evita este problema.

En este sentido es muy conveniente realizar el llamado "cepillado en seco", que consiste en aplicarnos un cepillado enérgico e intenso por toda la superficie de la piel de nuestro cuerpo, antes de la ducha. Ello permite eliminar más fácilmente las toxinas así como las células muertas que sobre ella se acumulan. También facilita la circulación en toda la capa epidérmica. Al ser el ayuno un proceso de interiorización, un cepillado en seco de este tipo aumenta la energía circulante en la zona más externa de nuestro cuerpo durante un buen rato y esto estimula y ayuda a todo el proceso de limpieza, rejuvenecimiento y desintoxicación.

Yo suelo utilizar un cepillo duro, de esos que se utilizaban antes para fregar los suelos y paredes, pero cada persona deberá utilizar el tipo de cepillo que más le convenga; eso sí, debe tenerse en cuenta que el cepillado debe ser intenso y no un mero masaje agradable..

Todo lo que a la higiene se refiere es positivo y necesario pues facilita la eliminación de las toxinas y por tanto la purificación.

Psique.

Como venimos diciendo repetidamente, un ayuno es una purificación; este proceso limpiador se da tanto a nivel físico como mental. Nuestra psique, no es una excepción. Es muy normal que durante nuestro ayuno debamos 'limpiar' nuestra mente de impurezas, desechos, toxinas mentales acumuladas... a veces por largo tiempo. Estas impurezas también serán eliminadas en nuestro ayuno purificador. Tenemos que ser conscientes de ello y aceptarlo. La forma más eficiente de poder eliminar estas toxinas psíquicas y librarnos de ellas son: la voluntad, la meditación y, sobretodo, el sueño reparador. Dormir durante el ayuno es fundamental, importantísimo para realizar una labor purificadora mental profunda. El sueño reparador es un complemento idóneo del ayuno; también es un consecuencia, a muchas personas suelen dormir más y mejor durante el ayuno.

Dormir reparadoramente no significa pasarse el día en la cama. Para obtener los beneficios que un buen ayuno nos aporta debemos tener en funcionamiento todos nuestros sistemas orgánicos. Un descanso exagerado y demasiado prolongado hará que nuestro metabolismo se ralentice con lo que la energía fluirá mucho más lentamente. Esto no hará más que ralentizar a su vez todos los procesos y perderemos los mayores beneficios por falta de actividad. Descansar y repararse es una buena opción; estancarnos y desactivarnos no lo es en absoluto.

Como veremos más adelante (véase el capítulo Motivación y Beneficios), el ayuno opera tanto a nivel físico como a nivel mental. Debemos tener en cuenta que la salud o la enfermedad vienen en muchos casos determinadas por causas psíquicas, mentales, las cuales afectan directamente a nuestro estado físico.

Al utilizar el ayuno como herramienta curativa estamos, en muchos casos, atacando directamente a la causa de la potencial enfermedad. Esto implica que una desintoxicación psíquica o mental (como la que produce un ayuno prolongado) repercute directamente en nuestra salud física.

La psique humana trabaja muy duro durante un ayuno pero también resulta ser la más beneficiada.

3 - LA SALIDA (O RETIRADA)

Esta es la fase del proceso de ayuno más importante: nos jugamos la vida en ella. Así de claro.

Nunca debe nadie tomarse a la ligera la salida del ayuno. Debe tenerse en cuenta que el organismo está completamente limpio y que el tubo digestivo está vacío. Una entrada desproporcionada o cualitativamente agresiva de alimentos podría generarle un *shock* al organismo y llevarlo a un estado crítico e incluso a la muerte. Recordemos los conceptos de energía: la energía debe fluir y debe estar en equilibrio. Al ingerir alimentos de nuevo, si no lo hacemos con sumo cuidado, con mimo, se producirá un enorme desequilibrio que llevará a un estancamiento violento, a un shock de consecuencias peligrosas.

Cuando hemos hecho ayuno por varios días (tres

semanas en nuestro caso) el aparato digestivo queda regenerado y muy limpio. Podríamos compararlo entonces al aparato digestivo de un bebé. Está preparado pero todavía es muy vulnerable a las agresiones y es por esta razón por la que debemos andar con tiento, hacer la entrada a la ingestión con cuidado.

¿Cómo volver a comer? ¿Qué comer?

Por norma general podemos decir que es necesario un mínimo de un día de adaptación por cada semana de ayuno. Así si realizamos un ayuno de una semana deberemos realizar una salida de, como poco, un día Si realizamos un ayuno de tres semanas entonces serán necesarios tres días de adaptación para volver a comer normalmente (¡sin excesos!).

Por lo descrito anteriormente puede deducirse que debemos comenzar el des-ayuno con alimentos muy ligeros y que no agredan al estómago ni al tubo digestivo. Tenemos que tener muy en cuenta la masticación de los alimentos sólidos: cuanto más mastiquemos los alimentos menos esfuerzo deberá hacer nuestro sistema digestivo y esto es importante al comenzar a alimentarnos de nuevo.

El primer día por la mañana es prudente tomarse un zumo de frutas, preferiblemente natural, rebajado con agua al 50%. A media mañana podemos repetir la operación.

El almuerzo puede realizarse con un caldo de verduras al que le añadiremos un poco de pasta (tipo fideos finos). Debe ser un caldo de verduras, no de carne ni de ave pues sería demasiado fuerte. Podemos añadir una cucharadita de aceite de oliva al caldo, que nos ayudará a lubricar los conductos hepático-biliares y el tubo digestivo.

A media tarde podemos tomar una pieza de fruta masticándola e insalivándola abundantemente y una infusión. Al masticar y ensalivar el alimento el estómago recibe la información de qué tipo de trabajo va a tener que hacer y de esta forma el proceso es mucho más fácil, se realiza con menos esfuerzo y se liberan menos radicales libres en nuestro organismo.

Como último ágape del día podemos tomar una pequeña cantidad de algún carbohidrato muy liviano como pueda ser la quinoa. Esto ayudará a empezar el tránsito intestinal y también a proteger todo el aparato digestivo.

En el segundo día de la salida procederemos a ir incorporando alimentos. Siempre con prudencia. Debemos evitar los alimentos pesados como leche, huevos y grasas de todo tipo, a excepción del aceite de oliva.

Podemos desayunar un zumo de frutas sin rebajar tomándolo a sorbos. Podemos tomar infusiones o caldos ligeros durante todo el día

El almuerzo debe ser suave, aunque podemos comenzar a añadir alimentos como pasta o arroz blanco aliñados ligeramente. La avena también resulta adecuada para comenzar a estimular nuestro aparato digestivo y es por ello que podemos preparar un pequeño bol de avena para cenar y complementarlo con un caldo de verduras solo o con pasta pero en muy poca cantidad.

Para el tercer día ya podemos comenzar con un desayuno más 'normal' a base de zumo de frutas y una o dos tostadas con aceite de oliva o si se quiere untados con mermelada (no mantequilla ni margarina de momento).

A mediodía podemos combinar una sopa ligera con una pechuga de pollo o de pavo a la plancha aliñada con una pequeña cantidad de aceite de oliva crudo y podemos acompañar con verduras al vapor. Las verduras crudas es mejor dejarlas para cuando ya estemos comiendo normalmente pues cuestan más de digerir y su transporte por los intestinos arrastra demasiado y podría dañarlos al estar éstos tan limpios y desprotegidos.

Como merienda podemos preparar unas tostadas con aceite y un poco de jamón dulce o también una o dos piezas de fruta.

Para cenar seguiremos tratando de comer algo ligero: un puré de patata o unas verduras o algo de pescado al vapor podría ser un ejemplo válido.

Lo importante es ir incorporando alimentos desde los más suaves a los menos suaves. A partir del tercer/cuarto día ya podemos ir comiendo más normalmente.

Con la práctica del ayuno nuestro estómago disminuye su tamaño y cuando empezamos a comer de nuevo enseguida nos percatamos de que nos saciamos con muy poca cantidad de comida. Es aconsejable masticar mucho los alimentos y comer despacio, con tranquilidad. Hay que darle espacio y tiempo a las nuevas digestiones. Al comer despacio estaremos más atentos a todas nuestras sensaciones. Al sentir saciedad, debemos parar de comer. Es mejor hacer varias comidas con pocas cantidades y no forzar nuestro organismo. Esto puede y debe ser una ventaja para nosotros: si respetamos esta fase en la que nos saciamos enseguida, aunque nos parezca que hemos comido poca cantidad, estaremos en condiciones de perpetuar unos hábitos alimenticios saludables, que intoxicarán mucho menos nuestro organismo y que harán que todos nuestros sistemas se mantengan en equilibrio energético

¿Quién puede y quién no puede ayunar?

En principio, todos ayunamos. Cada noche, desde que nos acostamos hasta que nos levantamos al día siguiente y desayunamos, estamos haciendo un ayuno de varias horas. Esto podría parecer indicar que el ayuno es asequible y beneficioso para todos nosotros; sin embargo no es así.

Recordemos que la efectividad del ayuno, su potencia terapéutica y sanadora, sus efectos, dependen sobretodo de su duración; así que no podemos comparar los efectos de un ayuno de ocho horas (ayuno nocturno) con un ayuno de algunos días o de algunas semanas. Los procesos fisiológicos, biológicos y psicológicos son cualitativa y cuantitativamente muy distintos.

La primera norma para saber con certeza si una persona puede o no puede ayunar es : visita a tu naturópata, médico de cabecera o experto en ayuno.

Ciertamente el ayuno es una potente y muy beneficiosa herramienta cuando se utiliza de forma correcta, pero no es la panacea universal y no todos podemos ayunar en todo momento.

Hay casos claros en los que un ayuno podría ser muy perjudicial. Ejemplos evidentes de quien no puede ayunar se refieren a mujeres embarazadas, niños y enfermos graves.

En el caso de las embarazadas y niños es obvio, nunca deben ayunar.

En el caso de personas enfermas, dependerá siempre de la gravedad de la patología. Algunos casos sí serán bienvenidos en un ayuno pero otros claramente no.

Cualquier persona con patología (sea la que sea) deberá primero consultar con su experto en salud antes de comenzar un ayuno. Además, cualquier persona que presente patología y a la que se le permita ayunar, deberá hacerlo siempre bajo la supervisión de un médico o naturópata.

En resumen, las personas sanas pueden ayunar sin problemas siempre que estén preparadas psicológicamente para ello y lo hagan por propia voluntad.

Las personas con algunas patologías no graves como puedan ser el sobrepeso (no mórbido) la arteriosclerosis, hipertensión arterial, alergias, asma, etc... pueden y deben ayunar bajo supervisión médica. Los beneficios pueden ser muy considerables para estos enfermos.

Y las personas no preparadas psicológicamente (por la causa que sea), personas excesivamente delgadas, con obesidad mórbida, recién operadas, anoréxicas, con anemias o con enfermedades graves recientes como infartos, embolias, cáncer, enfermedades de los órganos vitales (hígado, riñón, etc...), o problemas graves del aparato digestivo no deben ayunar a menos que el médico les indique lo contrario.

Ante cualquier duda debemos consultar a un médico o naturópata. Siempre. Empezar un ayuno sin tener esto en cuenta podría acarrear consecuencias desastrosas para nuestra salud.

MI EXPERIENCIA

En esta sección quiero contar y comentar un poco mis experiencias personales con el ayuno.

Empecé a practicar ayunos con dieciocho años. En aquel entonces alguien me habló de una dieta depurativa que consistía en dejar de comer durante una semana. Sólo se podía beber agua y una bebida mezcla de un jarabe, agua, cayena y un poco de limón. Era el ahora famoso ayuno de jarabe de salvia.

Sí, el jarabe tiene todos los nutrientes que tu cuerpo necesita durante estos días y de esta forma no pasas hambre y tu cuerpo va eliminando todas las toxinas y demás desperdicios». - me dijeron. Así que lo probé y recuerdo que lo hice pero sólo durante tres días. Me costó bastante y fue la ilusión de hacer un ayuno (cosa que nunca había hecho y que ni siquiera conocía) lo que me hizo aguantar estos tres días sin comer.

Debo decir que me costó bastante, hice un sacrificio importante y me fue bien, pero cometí algunos errores considerables y el efecto real de dicho ayuno fue algo limitado. Además, con dieciocho años, en general, poca toxina tienes que eliminar. Aunque una persona lleve una alimentación y un estilo de vida poco saludable, los órganos están en su máximo esplendor y no les cuesta mucho ir "limpiando" a fondo lo que el dueño del cuerpo va "ensuciado". Dicho de otro modo: una persona sana, con dieciocho años es capaz de recuperarse y limpiarse a fondo con unos pocos días de dieta sana y algo de ejercicio. A una persona madura le cuesta muchísimo más; los órganos de limpieza del organismo (que son todos ellos a nivel práctico) funcionan con más lentitud, les "cuesta más" hacer y cumplir con sus funciones. Esto es lógico, con el paso del tiempo nos vamos desgastando, por fuera y también por dentro.

Mi primera experiencia por tanto, no estuvo mal, pero no me enteré demasiado bien de lo que estaba haciendo. En unos años mi visión y experiencias con el ayuno cambiarían mucho. Como dato curioso recuerdo que ya la primera vez, el segundo día ya estaba "hasta las narices" del jarabe. Harto de tomar ese líquido cobrizo que pretendía substituir mis comidas. Sólo haría un ayuno más con dicho jarabe, el segundo en mi vida.

Tras cuatro o cinco años (tendría 23 ó 24 años entonces) me decidí a realizar un ayuno de siete días. Todo un reto. Había leído algunas cosas más y me había interesado en el asunto; quería comprender cómo funcionaba el proceso. Me dejaron algunos libros y compré algunos otros. También comencé a interesarme por la Medicina Tradicional China como resultado de mi interés creciente en mi recién descubierta "Teoría del Yin y el Yang" que me fascinaba. Me sigue fascinando hoy. Como resultado resolví hacer ese verano un ayuno de verdad. Comencé y terminé completamente el proceso. Siete días completos alimentándome sólo del jarabe y agua. Nada más. Lo pasé bastante mal tengo que decir. Sí, comprendía mejor el proceso, cada una de sus fases, pero eso no evitaba que pasara hambre y que me pusiera de muy mal humor. Además con esa edad mis padres no comprendían qué era esto del ayuno y, aunque siempre me permitieron tomar mis propias decisiones, era muy incómodo escuchar sus comentarios y su preocupación evidente. Todo ello hizo que la cosa se agravara y lo pasara peor.

Eso sí, en mi segundo ayuno, tras siete días sí que pude observar resultados claros en mi organismo y en mi mente. Lo había pasado mal pero estaba encantado con los resultados. Una mente mucho más ágil (entonces estudiaba ingeniería y lo noté muchísimo. De hecho, la mejor nota que nunca saqué en toda la carrera fue la que conseguí en un examen inmediatamente posterior a este ayuno), y un cuerpo mucho más esbelto, ágil, fuerte. Una maravilla. Pero tenía todavía mucho que aprender.

Desde entonces he venido realizando ayunos con regularidad. No diré que hago uno cada año pero sí que he incluido el ayuno como una de mis rutinas de vida.

Muchas veces he realizado ayunos de un día por semana, durante dos o tres meses. Otras veces he realizado ayunos de siete, nueve, catorce, quince y veintiún días, dependiendo de cómo me he encontrado, de qué estilo de vida he llevado, en fin, de mis necesidades y circunstancias personales.

Cuando comencé a estudiar la medicina china en serio me di cuenta de muchas cosas. Cuestiones que había pasado por alto en mis anteriores ayunos tomaban especial relevancia. Esto me animó a continuar con los ayunos y a "estudiarme" en cierta forma con la ayuda de esta disciplina.

Bajo mi punto de vista, es muy recomendable llevar un Diario de Ayuno. Con muy poco esfuerzo cada día podemos guardar una información muy importante y útil. Si dejamos constancia por escrito de nuestras experiencias diarias, podremos después analizarlas con calma. Esto es de gran utilidad en ayunos posteriores; pudiendo comparar entonces qué ideas nos venían a la cabeza el segundo día, si pasamos hambre exagerada en algún momento, si nos fue bien un determinado remedio etc...

Aparte de la función de recordar datos y experiencias, el diario tiene una clara función motivadora. El hecho de ver que van pasando los días y que va quedando constancia de nuestro esfuerzo, de nuestra progresión, hace que nos sintamos motivados para continuar. Y, por mi experiencia, diría que es un motivador fuerte, nada despreciable. Por eso siempre aconsejo a todo practicante del ayuno que lleve un diario. Yo lo he hecho en varias ocasiones, no en todas, y siempre repaso mis diarios cuando voy a comenzar un nuevo proceso; es muy útil y lo agradezco.

Debo reconocer que también he tenido fracasos con el ayuno. Recuerdo uno con claridad porque lo tengo muy bien documentado en un diario, pero diría que he tenido uno o dos fracasos más a lo largo de mis experiencias con el ayuno. En cualquier caso, todos ellos han tenido un denominador común: dejar el ayuno cuando no era el momento. Esta es la causa principal de un fracaso con el ayuno, y muchas veces se produce como consecuencia de no estar psicológicamente preparado. Si dejamos el ayuno cuando no toca las consecuencias pueden ser fastidiosas. Yo estuve tres semanas bastante bajo de energía tras dejar el ayuno porque no quise soportar la desintoxicación típica del segundo día. Mi cuerpo se quejaba y yo cedí, así que volví a comer y tuve que soportar tres semanas de bajón. Nada recomendable, pero a veces pasa; no aguantamos las quejas de nuestro cuerpo, estamos bajos de energía o de moral y...

Cuando empiezo un ayuno largo, deben pasar como mínimo tres días antes de volver a comer, si no quiero continuar, deberé como mínimo pasar de la barrera de los tres días. Obviamente esta norma no la aplico cuando realizo, por ejemplo, ayunos de un día a la semana. Pero como he dicho anteriormente, nuestro organismo "sabe" nuestras intenciones y no tiene nada que ver , por ejemplo, programar y hacer un ayuno de un día, con programar un ayuno de siete días y abandonar al segundo día. Son experiencias radicalmente distintas y nuestro organismo reacciona de maneras muy diferentes. No deja de ser un éxito lo primero y un fracaso estrepitoso lo segundo. Interrumpir de forma precipitada cualquier proceso que afecte a nuestro equilibrio cuerpo-mente tiene consecuencias y nunca es recomendable.

Debemos recordar una vez más que ante cualquier problema con un ayuno deberemos dirigirnos de inmediato a nuestro naturópata o médico de confianza. El ayuno ocasiona algunas molestias pero no dejan de ser molestias. Cualquier persona que detecte problemas serios durante un ayuno deberá buscar la opinión y el diagnóstico de un profesional de la medicina.

Tabaco, adicciones y ayuno.

Quisiera hacer mención aquí, en este capítulo en el que intento plasmar mis experiencias, de algo en relación con el tabaco. Yo soy fumador habitual, y nunca he dejado de fumar. Si bien es cierto que no soy un fumador compulsivo ni tampoco fumo exageradamente. Suelo fumar una media de entre 14 cigarrillos y un paquete de cigarrillos al día

Soy de la opinión de que cuando hacemos un

esfuerzo importante como sin duda es el ayuno, es mejor dejar otros "esfuerzos" para otras ocasiones. Personalmente cuando ayuno, nunca dejo de fumar. Esto me genera mucha críticas por parte de colegas y amigos. «Estás haciendo un ayuno de desintoxicación y sigues intoxicándote con el tabaco???». Visto así parece una contradicción pero no lo es, o como mínimo tengo mis razones para hacerlo así.

En primer lugar, el hecho de hacer ayuno de forma seria ya es un buen grado de estrés para mi cuerpo. Si le añado además privarme del tabaco sería ya demasiado, cada cosa en un momento. Por otro lado, existe una teoría, que aunque no deja de ser eso: una teoría, funciona bastante bien en mi cuerpo a nivel práctico. Dicha teoría dice que cuanto más intoxicado está un organismo mayor cantidad de tóxicos necesita. De forma que cuando nuestro cuerpo empieza a eliminar toxinas, la carga tóxica del mismo va bajando y las necesidades de toxinas también. Desde luego en mi organismo sin duda alguna, la teoría coincide con la práctica.

Cuando realizo un ayuno mis ganas de fumar disminuyen de forma considerable. Esto puede verse en mi diario. Aun cuando dispongo de muchas horas extra durante el día (como consecuencia de no comer y de no tener que cocinar etc...), mi consumo de tabaco disminuye en lugar de aumentar. Por esta razón incluyo siempre en mi diario este dato; el número de cigarrillos fumados cada día. La diferencia del consumo de tabaco en los días de ayuno respecto a los días normales es más que considerable, y sin esfuerzo alguno en esa dirección. Fumas mucho menos porque no te apetece fumar tanto, no necesitas tal cantidad de toxinas.

Por supuesto que no intento incitar a nadie a fumar durante el ayuno. Simplemente expreso mi experiencia en este sentido. Si eres fumador y quieres dejar de fumar me parece muy bien, pero si no eres capaz o simplemente no quieres dejarlo esto no es ningún impedimento para hacer un buen ayuno. Si eres fumador y te ocurre como a mi (lo que es muy probable) bajarás tu consumo de tabaco diario de forma importante (aproximadamente a la mitad) y eso siempre es beneficioso.

Actividades durante el ayuno.

En cuanto a las actividades habituales que se pueden hacer durante el ayuno cabria indicar que se puede hacer prácticamente todo a lo que estamos habituados pero con moderación. Durante el ayuno la energía se interioriza. Esto significa que nuestro organismo se dedica principalmente a labores "internas" de limpieza, desintoxicación y reparación. Dado que nuestra energía corporal y mental es finita y limitada, la energía interna aumenta pero la energía externa disminuye considerablemente. Por mi experiencia puedo decir que se puede llevar una vida completamente normal. Las funciones mentales también aumentan considerablemente durante el ayuno por lo que no debe uno dejar de hacer sus trabajos intelectuales.

Los trabajos físicos deben moderarse pero no suprimirse porque el cuerpo, aunque desintoxicándose, funciona bien y se encuentra en equilibrio. Las actividades físicas fuertes deben descartarse aunque uno esté acostumbrado a ellas porque esa energía exterior va disminuyendo y podríamos agotarla de golpe causando serios problemas.

Yo suelo realizar paseos caminando o con la bicicleta, pero sin esforzarme en exceso. Normalmente son paseos de entre 30 y 45 minutos, y son eso, paseos no carreras ni competiciones ni esfuerzos elevados. Deben ser ejercicios muy suaves, que sirven principalmente para "mover" tanto los órganos internos como los fluidos, así como las articulaciones y los músculos. Este tipo de ejercicio suave ayuda mucho a todo el proceso de desintoxicación, facilitándolo. Además una práctica regular de ejercicio ligero genera las suficientes endorfinas para ayudar en el duro proceso mental y de voluntad que es el ayuno, haciendo que nos sintamos mejor. Si nos pasamos haciendo esfuerzos físicos podemos llegar a desmayarnos y a sufrir algún colapso. Además un exceso de ejercicio nos producirá un aumento considerable del hambre haciendo de esta forma todavía más duro el ayuno.

Los practicantes de Yoga encontrarán en los días de ayuno tiempo y condiciones muy favorables para su práctica. Cuando los ejercicios no requieren demasiado esfuerzo físico -como en el Hatha Yoga-, los días de ayuno se observa un avance claro y una disposición especial para la práctica de esta disciplina. Una combinación de Asanas – nombre que reciben las posturas de yoga-, es junto a un buen paseo, el complemento ideal para un ayuno. Nos sentiremos mucho mejor después de una suave sesión de yoga y ayudaremos enormemente a todo nuestro organismo a limpiar y a movilizar la energía, desestancándola si fuese necesario.

Si no somos practicantes de Yoga, podemos también ayudar a hacer fluir la energía simplemente utilizando la técnica de *la respiración profunda*. Yo suelo hacerlo durante mis ayunos (y fuera de ellos) y los resultados son muy positivos. Nos limpiamos, nos relajamos, nos hacemos más fuertes y serenos con esta simple técnica. También practico las meditaciones durante todos mis ayunos. A menudo no se trata de meditaciones programadas pero al hacer el ejercicio de respiración profunda la meditación aparece en muchas ocasiones como subproducto, y, como no, la aprovecho en mi propio beneficio.

Por supuesto, le recomiendo a todo el mundo, sea ayunador o no, la técnica de la respiración profunda. Los resultados pueden ser espectaculares, vale la pena probarlo. Basta preguntar a algún practicante de Yoga o simplemente investigar mínimamente en internet para conocer esta simple técnica.

Orinoterapia.

La orinoterapia consiste en utilizar la propia orina como sustancia curativa.. Puede utilizarse tópicamente aplicándola como ungüento en la parte de nuestro cuerpo que queramos sanar o bien puede beberse la propia orina. Es una técnica terapéutica muy antigua y ciertamente muy efectiva. Los mecanismos de su funcionamiento son todavía hoy desconocidos pero los resultados positivos así como los beneficios que se obtienen con esta terapia están fuera de toda duda.

Mucha gente se sorprende cuando se trata el tema de la orinoterapia. Hay quien expresa abiertamente su repugnancia hacia esta técnica terapéutica. Son opiniones que normalmente provienen de personas que no la han experimentado nunca y por tanto las considero anecdóticas.

Lo cierto es que yo la he practicado en varias ocasiones con resultados sorprendentes, por formidables.

Nos guste o no la orinoterapia es muy efectiva y me atrevo a afirmar que es el "turbo" del ayuno. Combinar orinoterapia y ayuno es altamente beneficioso para el ayunador. Los resultados que he obtenido en los ayunos con orinoterapia son muy superiores a los realizados sin ella. El aspecto general, la luz de los ojos, el brillo en la cara, el cabello etc... Todo ello se multiplica para bien si utilizamos esta antigua técnica.

Aunque todavía se desconoce el mecanismo de acción en el organismo de la orina bebida, lo cierto es que el sistema inmunológico se fortalece de forma importante. Esto deriva después en una mejora evidente del organismo y en la cura de muchas molestias, dolores e indisposiciones. Yo lo he experimentado y doy fe de que es así.

La orina contiene pequeñísimas cantidades de todos los tóxicos que se encuentran en nuestro cuerpo y que los riñones han filtrado en parte. De esta forma al beber la orina podríamos estar haciendo una especie de *homeopatía* natural. Se trata de intentar dar una explicación por mi parte; como digo, la ciencia aún no tiene respuesta clara en este tema concreto.

He realizado dos ayunos de siete días y un ayuno de catorce días con orinoterapia. Los resultados han sido extraordinarios según consta en mis diarios: «*desaparición de ojeras, piel suavísima como nunca y con un buen tono, cabello con brillo excepcional, gran energía interior, etc...*».

Practico la orinoterapia durante un ayuno de la siguiente forma:

Con el fin de evitar disgustos, ascos y olores, a primera hora de la mañana preparo un té ayurvédico (se puede encontrar en herbolarios) y le añado la primera orina de la mañana. Es conveniente no esperar mucho tiempo desde que orinamos hasta que lo bebemos, pues la orina se oxida de forma rápida y pierde sus cualidades. En concreto utilizo un tazón grande (correspondiente a un vaso y medio) en el que el 50% es té ayurvédico y el otro 50% es orina.

La verdad es que no noto nada extraño en el sabor ni en el olor. El té ayurvédico es aromático y como no suelo beberlo no reconozco muy bien su sabor y eso me facilita las cosas. Hay varios tipos de té ayurvédico y se puede ir cambiando.

Evidentemente, si empezamos a pensar que bebemos orina y nos vamos martirizando con este tipo de pensamientos no conseguiremos beberlo. Se trata de, sobretodo al principio, beberlo lo más tranquila y naturalmente posible. No hay mayor secreto en esto. Al poco tiempo lo bebes sin pensar.

La orinoterapia debe seguirse todos los días que dura el ayuno, sea éste de la duración que sea. Si estamos muy intoxicados podemos esperar al tercer o cuarto día de ayuno para empezar con la orinoterapia. De esta forma la orina ya no será tan intensa y tendremos menos problemas para empezar. Para mí, con medio tazón (un vaso) con la orina de la mañana es suficiente. Hay quien prefiere ir bebiendo su orina durante todo el día, cada uno debe elegir lo que le parezca que le va mejor.

Mis experiencias con el ayuno no han sido todas ellas fáciles como he tratado de relatar en este capítulo. Quizás por esta razón es más satisfactoria la experiencia cuando la realizamos de la forma correcta y con la disposición mental adecuada; ya sabemos que lo que requiere esfuerzo se valora más.

Mientras escribo estas líneas estoy pensando ya en mi próximo ayuno. Como he dicho anteriormente es una rutina de vida, una costumbre de la que pienso seguir beneficiándome: tanto de su estudio como de su práctica.

MOTIVACION Y BENEFICIOS

Los motivos para decidirse a comenzar (y terminar correctamente) un ayuno pueden ser muy diversos y a la vez muy personales y por lo tanto variables. No siempre una misma persona ayuna por los mismos motivos.

Tratar de hacer una lista de motivaciones posibles sería muy complejo pero dividir estos motivos en unas pocas categorías resulta más fácil. Podríamos decir que una persona acude al ayuno por motivos:

-Físicos

-Fisiológicos

-Mentales y/o espirituales

-Una combinación de los anteriores.

A modo de ejemplo, en el grupo de los motivos físicos podemos incluir: el adelgazamiento y la desintoxicación, la recuperación de lesiones y de energía. En el grupo de los motivos fisiológicos podemos incluir: la curación de enfermedades, la reconstrucción y el rejuvenecimiento. Y en el grupo de las motivaciones mentales podemos incluir: la desintoxicación mental, librarse de una adicción, la búsqueda de la lucidez (religiosa, espiritual, intelectual), y el refuerzo efectivo de la fuerza de voluntad, entre otros.

Toda motivación para empezar un ayuno tiene como objetivo una mejora. Los resultados obtenidos por las personas que han practicado ayunos son una garantía de que esta mejora es real e incluso en muchos casos medible.

Recuerdo en una ocasión en la que tuve un proceso de alergia fuerte. Fui al médico dermatólogo pues tenía unas llagas en la boca que una semana después habían pasado al estómago para empezar después en las manos y por último en los pies. La fase bucal y estomacal de este proceso era realmente fastidiosa, una verdadera tortura. La acidez provocada por las llagas en el esófago era muy intensa y difícil de soportar. La totalidad del proceso dura un mes y una semana aproximadamente siendo la fase buco-estomacal la más larga y pesada. Este proceso de alergia, que está provocado en opinión de los médicos por algún tóxico o por mi intolerancia a la aspirina y a algunos antibióticos, lo he padecido ya en cuatro ocasiones.

La última vez que me ocurrió (comencé a desarrollar las llagas bucales, las estomacales y las de las manos a la vez) decidí no medicarme y limitarme a hacer un ayuno de siete días. Mi familia estaba totalmente en contra de mi plan y me dijeron que no jugara con estas cosas. Evidentemente yo seguí adelante con mi decisión y al cabo de sólo 3 días ya estaba muchísimo mejor. Al quinto día estaba curado por completo, sin tomar medicamentos de ningún tipo. Esto es un ejemplo de la capacidad y la potencia que puede tener un ayuno bien hecho. No hace falta decir que mis familiares se quedaron estupefactos cuando al tercer día les mostré las palmas de mis manos tan mejoradas.

Un ayuno bien realizado es por sí mismo una buena motivación para realizar el siguiente, aunque éste se lleve a cabo mucho tiempo después Al haber realizado correctamente el ayuno se perciben claramente sus beneficios y de esta forma queda grabado en nuestra memoria como un proceso que, aun requiriendo de un esfuerzo importante, reporta unos beneficios evidentes; vale la pena.

En cualquier actividad la motivación va muy vinculada a los resultados esperados por dicha actividad. El ayuno no es una excepción. Estamos dispuestos a realizar un esfuerzo, un sacrificio si sabemos con certeza que obtendremos unos beneficios como resultado del mismo. En este sentido y siempre según mi experiencia un ayuno nunca nos decepcionará. Los resultados se obtienen siempre. Evidentemente depende de cada caso, de cada situación y de lo que esperamos del proceso, pero los resultados aparecen. Y la ventaja que se obtiene del ayuno es que además de obtener unos resultados de forma inmediata (el *feedback* es diario) éstos se ven. De forma que cada día de ayuno es una buena dosis de motivación para continuar con el proceso al día siguiente.

En cuanto a los beneficios que se pueden obtener de un ayuno, éstos son múltiples. En la mayoría de casos la práctica del ayuno conlleva:

- Una mente mucho más lúcida, serena y enfocada.

- Un sentido de calma y de espiritualidad muy pronunciado.

- Un incremento y fortalecimiento de la fuerza de voluntad muy evidente.

- Un cabello mucho más sano, brillante y con un aspecto sano.

- Una piel fina y limpia de impurezas. Al tacto, la diferencia entre el principio y el final del ayuno es indiscutible.

- Bienestar general y sentido de ligereza.

- Un importante incremento de energía en general, tanto físico como mental. Sensación de pilas cargadas.

- Control del peso corporal.

- Cura y/o recuperación de múltiples enfermedades.

Estas mejoras, todas de carácter general, se dan cada vez que una persona realiza un ayuno. Por ello es siempre recomendable establecer un ayuno de forma periódica, del tipo que parezca más conveniente, como mínimo una vez cada dos años. De esta forma se consigue un buen equilibrio orgánico y no hace falta más.

El ayuno de un día a la semana es siempre conveniente y si uno se acostumbra es realmente beneficioso. Para las personas con tendencia a la obesidad quizás sea esta la mejor fórmula de ayuno posible, y probablemente también la más efectiva. Mantener el peso ideal es mucho más fácil si se adopta el hábito de un día de ayuno semanal.

En referencia a las enfermedades me gustaría aclarar

algunos conceptos. Como he dicho anteriormente el ayuno en sí no cura, igual que tampoco lo hace el médico. El ayuno lo que hace es optimizar las condiciones de nuestro cuerpo-mente para que se aprovechen al máximo nuestras propias capacidades curativas. La limpieza profunda a la que sometemos a nuestro organismo durante un ayuno es de gran ayuda, puesto que los detritos y los tóxicos que vamos acumulando son muchas veces la causa directa de nuestras enfermedades. Y cuando no lo son, es evidente que un cuerpo limpio facilita sobremanera la expulsión de las células enfermas, puesto que el sistema inmunológico se encuentra libre de barreras para ejercer su función.

Cuando nuestro organismo está en un proceso de ayuno, éste se pone en estado de alerta y de conservación. Esto significa que el cuerpo utilizará para alimentarse primero lo que no necesita, es decir, los cúmulos de alimentos poco validos que ha ido almacenando en las células y tejidos. Efectivamente, en una situación de carencia nos desharemos y utilizaremos aquello que tiene menos valor para nosotros y conservaremos aquello que tiene más valor para utilizarlo más adelante. Esta es la estrategia que utiliza nuestro organismo de forma natural, por instinto.

Una persona con un cuerpo intoxicado entra en una espiral doble: por un lado cada vez necesita más tóxicos para "funcionar normalmente" y por otro lado todos sus sistemas se van embotando cada vez más con lo que cada vez realizan peor sus funciones orgánicas con lo que a su vez produce una mayor intoxicación del organismo. Es una espiral, un pez que se muerde la cola.

Habiendo aclarado estos conceptos podremos comprender porqué una persona cuando se siente enferma debe ayunar y no comer, tal como hacen los animales por instinto. Si un organismo está enfermo, no realiza bien sus funciones orgánicas (digestivas, inmunológicas, excretoras etc...) y el hecho de inyectarle más trabajo lo único que hace es empeorar la situación. Así pues, un exceso de comida va directamente en contra del correcto funcionamiento del organismo que la ingiere.

Me resisto a poner una lista de las enfermedades que

pueden curarse con la ayuda del ayuno. Yo no soy médico ni tengo pacientes, por lo tanto sólo me atrevo a dar una lista de las enfermedades que yo mismo y algunos colegas míos han conseguido superar con la ayuda del ayuno. Puedo recordar perfectamente situaciones de mejora y/o curación total en casos de alergias agudas, sobrepeso, hipertensión arterial, asma, depresión y varios casos de adicciones a sustancias tóxicas (tabaco, etc...). Hay muchas más pero recomiendo dirigirse a un profesional de la medicina que lo sea también del ayuno para tratar cualquier dolencia.

Como comento en el capítulo "Mi experiencia",las adicciones como el tabaco, el alcohol u otras drogas, incluidas las legales de farmacia, se pueden tratar mucho mejor si incluimos la práctica de un ayuno en el proceso de desintoxicación. Al bajar la carga tóxica, las necesidades de tóxicos también bajarán y por tanto resulta una ayuda para cualquiera que se encuentre en un proceso de desadicción a alguna sustancia.

La cuestión social.

He aquí uno de los grandes problemas del ayuno: la cuestión social. En mi opinión es uno de los grandes responsables en la mayoría de los abandonos al realizar un ayuno. No hay mayor obstáculo, nada tan molesto, como el sufrir la persecución psicológica de los que nos rodean mientras intentamos realizar con esfuerzo nuestro ayuno. Es realmente desmotivador y en muchas ocasiones hasta demoledor.

Por la propia definición del proceso, el ayuno es siempre un esfuerzo; voluntario y consciente, sí, pero no deja de ser un esfuerzo importante. Al ver que no somos comprendidos por las personas que nos rodean (pareja, familiares, amigos, etc...), y en muchas ocasiones atacados directamente por nuestra conducta, el bajón es difícil de llevar.

«Estás loco, eso es una burrada, te estás haciendo daño a ti mismo, los médicos dicen que es una barbaridad, te puedes morir, vé al médico, vé a un psiquiatra» y mil frases más son el pan nuestro de cada día de un ayunador; y todavía más si es un ayunador principiante; como todavía no se sabe defender de estos ataques, muchas veces renuncia y acaba por abandonar su ayuno. Esto no debe permitirse. Cuando empezamos a ayunar nos debe importar bien poco lo que los demás nos puedan decir. Una de las formas prácticas de llevar esto a cabo consiste en llevar el ayuno con gran discreción, de forma que sólo se enteren de que estamos ayunando las personas imprescindibles, es decir, aquellas que intervienen directamente en el asunto de la alimentación en nuestras vidas. A los demás: silencio.

Aún así, los ataques se presentarán y debemos estar preparados. Cuando alguien nos hace algún comentario respecto al ayuno nuestra respuesta debe ser lo más corta y tajante posible. No importa si el comentario es un ataque, un halago, o un interés real en el tema; deberemos contestar lo más escuetamente posible. Nunca debemos hacer caso de los ataques de los demás y siempre desviaremos el tema hacia otras cuestiones.

Tengamos en cuenta que el ayuno es también un proceso de interiorización, es decir, de recogimiento, y por ello, debemos guardárnoslo para nosotros y nunca ir halagando de que estamos ayunando. Por mi experiencia tengo la firme convicción de que un ayuno discreto es mucho más efectivo y gratificante que un ayuno a voces. Hablar sobre el ayuno es perjudicial y nos resta más energía de la que podamos imaginar en un principio. Si queremos hablar del ayuno, muy bien, podemos incluso ayudar e iniciar a los demás en este hábito tan saludable, pero lo haremos una vez ya lo hayamos realizado, nunca durante el proceso (excepción hecha de los ayunos realizados en grupo).

Otra forma de evitar la cuestión social es aislándonos. Es quizás la fórmula ideal del ayuno pero en nuestros días es difícil de llevar a cabo. No todo el mundo puede permitirse unas vacaciones o un retiro de 7, 10 o 21 días o más, lejos de todo el mundo incluyendo a su familia, y en plena naturaleza. Es lo ideal, pero si somos realistas deberemos prepararnos nosotros mismo unas fórmulas para afrontar la cuestión social con garantías de éxito. Esta es una obligación importante para todo ayunador serio. Tratar de explicar a familiares y amigos en qué consiste un ayuno es siempre una tentación bienintencionada pero, por mi experiencia, diría que no da los resultados que a priori pudiéramos esperar.

Recordemos: ayunar es un acto voluntario con resultados altamente beneficiosos para nosotros, pero esto no implica que le tenga que gustar a los demás ni que tengan porqué estar de acuerdo ni entenderlo. Si tienes claro que no podrás aguantar las presiones o simplemente no te apetece, no empieces el ayuno. Pero si cumples los requisitos para ayunar, lo decides libremente y tienes la determinación de hacerlo, recuerda: no permitas nunca que otra persona te haga abandonar tu motivación por el ayuno, pues sólo conseguirías perder los beneficios que te hubiera aportado y bajar tu autoestima.

TRES CUESTIONES CLAVE

La cuestión del hambre.

«¿Cómo?, ¡¿que llevas cinco días sin comer nada?!. Yo no podría. Si no desayuno un día ya me pongo de muy mal humor. Imposible, yo no puedo hacer eso, me moriría de hambre».

Este es quizás uno de los comentarios más comunes que podemos escuchar mientras ayunamos. Las personas que desconocen el proceso tienden a pensar que un ayuno es una lucha continua contra el hambre, cosa que no es cierta; por lo menos no es del todo verdad. Ayunar implica no comer pero no implica luchar contra un hambre desmedida.

A mi entender existen tres tipos de hambre en relación con el ayuno.

Hambre física.

El primer tipo se refiere al hambre física o fisiológica y es debida literalmente a las quejas del organismo ante la nueva situación de no ingesta. Es un poco complicado explicarlo al detalle y como no soy biólogo no lo haré pero sí es posible y fácil de entender el principio del hambre fisiológica:

Cuando ingerimos alimentos éstos son procesados y pasan a la sangre para poder nutrir todas las células de nuestro cuerpo. Los alimentos pasan a la sangre en forma de azúcar(glucosa). Según se va realizando la digestión los alimentos van pasando al torrente sanguíneo, de forma que después de comer la glucosa en sangre se eleva y al ir pasando las horas los nutrientes se van consumiendo y más tarde acaba la digestión con lo que va bajando este nivel. Cuando el nivel de azúcar (glucosa) y aminoácidos baja, los receptores localizados en nuestro organismo envían una señal al cerebro que indica "falta comida" y éste da la orden de "hambre" para que comamos. Tenemos hambre y comemos, entonces los receptores dejan de enviar la señal de alarma y por tanto dejamos de tener hambre. Si la caída en los niveles de azúcar es muy rápida el hambre es mayor pues la sensación de hambre es debida a la variación de azúcar en sangre, más que a un nivel más o menos alto o bajo. Esta es la que yo denomino hambre fisiológica.

Cuando ayunamos existen variaciones importantes del nivel de azúcar en sangre durante los dos o tres primeros días pero después este nivel se estabiliza y como consecuencia la sensación de hambre desaparece. ¿Desaparece del todo?. Si el ayuno está bien programado y bien llevado sí, el hambre fisiológica sí desparece prácticamente del todo.

Como he comentado en un capítulo anterior es muy recomendable el uso de enemas durante la práctica del ayuno. Es recomendable por dos cuestiones. Por un lado ante la privación de alimentos, las vellosidades de nuestros intestinos trabajan con mayor intensidad por la búsqueda de alimento (que en realidad son ahora desechos orgánicos). Esto hace que absorban materias tóxicas con mayor facilidad. Por otro lado, gran parte de los desechos que expulsamos de nuestros organismos durante el ayuno la realizamos a través del intestino y las expulsamos en forma de heces. Esto hace que si no llevamos una buena higiene de los intestinos, nuestro organismo tiende a intoxicarse todavía más al absorber de nuevo las toxinas que deberíamos expulsar a través del intestino.

Como vemos el efecto beneficioso del enema es doble: por una parte nos ayuda a limpiar el intestino y a mitigar la sensación de hambre (los intestinos no intentarán buscar comida pues están completamente vacíos), y por otra parte evita que nos volvamos a intoxicar con las toxinas que el cuerpo está intentando expulsar a través del intestino. Utilizando enemas podemos paliar en gran medida este problema. El efecto contra el hambre es definitivo y rara vez se sentirá hambre si durante todo el ayuno nos aplicamos un enema cada día.

Si no puedes hacerlo por la razón que sea (hay personas a las que les resulta muy molesto) puedes hacerlo cada dos o tres días y resulta de gran ayuda; diría que es lo mínimo que debemos hacer para realizar bien el ayuno.

Hay otras técnicas para limpiar los intestinos (recordemos que el enema tiene efecto sólo en el colón y el recto pero no afecta al intestino delgado). Un ejemplo de estas diferentes técnicas es tomar una ingesta de entre 4 y 15 vasos de agua tibia con una cucharada de sal cuyo efecto es inmediato y debe detenerse la toma cuando el agua que expulsamos por el ano es prácticamente igual de limpia que la que tomamos del vaso. Este sistemas es efectivo y eficaz pues limpia también el intestino delgado pero tiene un problema: debe hacerse una vez y no puede hacerse de forma regular y menos cada día. Hay otros sistemas (incluso preparados farmacéuticos) pero nunca los he probado en un ayuno por no considerarlos adecuados.

Por lo tanto en mi opinión el enema es el mejor método para limpiar el intestino grueso, liberarnos de toxinas y eliminar la sensación de hambre física.

¿Cómo preparar y cómo aplicar un enema?

Para aplicarse enemas lo mejor y más económico es comprar en la farmacia un aparato para ello. Consta de una botella-recipiente con capacidad para dos litros de agua con una llave de paso (grifo) en su base conectada a un tubo con una cánula en el otro extremo. Es conveniente lubricar un poco la cánula antes de utilizarla. Podemos utilizar aceite de oliva o crema hidratante si no disponemos de vaselina.

Voy a describir a continuación de forma sencilla cómo preparar un enema. Lo primero es hervir el agua que vayamos a utilizar, de este modo evitaremos posibles bacterias contenidas en el agua. Herviremos dos litros de agua durante veinte minutos. A continuación añadiremos un sobrecito o dos de infusión de manzanilla. Con esto es suficiente aunque se pueden añadir más sustancias al agua. Por ejemplo va muy bien añadir una tacita de café o una tacita de jugo de aloe vera e incluso una pequeña cantidad de sal marina. A continuación iremos controlando la temperatura del agua hasta que baje a nuestro nivel corporal. Esto se hace simplemente con el dedo, comprobando que el agua no está ni caliente ni fría. A la misma temperatura que un biberón para un bebé. Pensemos que si ponemos agua demasiado caliente podemos quemar el intestino y si es demasiado fría lo irritaremos lo cual nos podría dar problemas muy graves, aparte de un dolor muy intenso. Si se prefiere se puede utilizar un termómetro para asegurar que la temperatura del agua es la misma que la de nuestro cuerpo.

Una vez el agua se encuentra a la temperatura deseada, colocamos la botella del clister colgada a una altura siempre superior a nuestro cuerpo, y nos estiramos con el lado izquierdo del torso en el suelo y las piernas dobladas con las rodillas sobre nuestro pecho. Introducimos poco a poco la cánula por el ano hasta atravesar por completo el recto (esto es se hace evidente cuando al introducir la cánula observamos una resistencia mucho menor). A continuación abrimos la llave de paso situada en la base de la botella y dejamos que el agua vaya entrando en nuestro colon. Veremos como el nivel del agua de la botella va bajando poco a poco. En pocos minutos el agua habrá entrado por completo en nuestro intestino y es entonces el momento de cerrar la llave de paso y extraer la cánula. Casi inmediatamente nos vendrán ganas de ir al lavabo pero si podemos aguantar unos minutos es mucho mejor pues el enema actúa por completo. Incluso si queremos y podemos, practicaremos algunos movimientos libres para mover un poco el vientre. Es muy recomendable que ayudemos con nuestras manos y hagamos un leve masaje de un par de minutos en nuestro vientre (de forma circular y en sentido contrario a las agujas del reloj). El paso siguiente es ir al baño y evacuar. Esto normalmente lleva varias fases, u oleadas y en unos 45 minutos el intestino ya debería estar completamente limpio. De todas maneras cada persona es diferente y algunos pueden estar más tiempo y acudiendo al baño en más ocasiones para evacuar totalmente.

Es importante practicarse un enema como el citado más arriba como mínimo dos veces en el caso de un ayuno de más de tres días. Uno al comenzar y uno al finalizar. Esto creo que es lo mínimo exigible si uno quiere practicar el ayuno de forma seria. Si se realiza el ayuno de veintiún días haremos el primer enema a los tres días de comenzado el ayuno y otro el último día de ayuno. Entre tanto sería muy conveniente aplicarse cada dos o tres días un enema menor, del tipo ya preparado que venden en las farmacias. Se tarta básicamente de un suero. Con una dosis de 250ml es suficiente para estos enemas de entreayuno. La técnica de aplicación es la misma sólo que nos ahorramos tener que hervir el agua y esperar a que se atempere. En este caso se aplica directamente a temperatura ambiente y presionando el botellín el agua sale por la cánula. Como digo, es mejor el primer tipo de enema, pero siempre es mejor uno de farmacia que nada.

Recordemos: lo ideal es un enema de dos litros cada día de ayuno.

¿Quién no debe aplicarse enemas?

Esta cuestión es importante. Los enemas sólo pueden aplicárselos personas totalmente sanas y sin ningún problema del aparato digestivo. Las personas con tapones intestinales o con cualquier otro tipo de problema, por pequeño que sea, deben consultar antes con un médico experto en el ayuno o en su defecto con su médico o naturópata.

Hambre Psicológica.

Acostumbrarse a no comer es un desafío para la mente. No estamos acostumbrados a no comer, no conocemos las percepciones mentales y psicológicas que se tienen al no comer porque prácticamente siempre que tenemos hambre comemos. Y muchas veces en exceso. Por ello para nuestra mente, el estatus de "no comer" es nuevo, desconocido y por tanto "digno de ser temido". Este temor a las nuevas ideas y experiencias mentales y psicológicas nos invita a huir. Y huir es, en este caso, comer. Los principiantes en el ayuno suelen sufrir esto en mayor medida que los que ya han realizado más ayunos. Pero es un factor que siempre influye y es importante saber que existe. Yo llamo a esta experiencia hambre psicológica. Está relacionada con el aspecto fisiológico, pero no es producto de una necesidad fisiológica sino más bien de un temor psicológico.

La mente es muy fuerte y muy poderosa. El hambre psicológica puede tener mucha fuerza y arruinarnos el ayuno (sobretodo los tres primeros días). No debemos permitirlo y una buena estrategia es conocer su origen. Si durante un ayuno te planteas comer, asegúrate antes de que no se trata de un truco de tu mente por miedo a lo nuevo, la mayoría de las veces es así.

Hambre social.

Este es el tercer tipo de hambre al que nos enfrentamos durante un ayuno.

Nuestro estilo de vida occidental está muy socializado. Y gran parte de nuestro tiempo lo pasamos junto a otras personas comiendo, cenando, saliendo a tomar unas copas, un café o una merienda, fiestas, reuniones, etc... Esto supone muchas horas cada día. Si nos paramos y hacemos un recuento de las horas que pasamos preparándonos para comer, o cocinando o haciendo la sobremesa en un restaurante o un bar, o en casa de unos amigos o en la nuestra, nos daremos cuenta de que son muchas. En el ayuno esto se hace evidente de una forma instantánea y radical. De repente tenemos muchas más horas cada día. Y más problemas en algunos casos. Si, por ejemplo, tenemos una fiesta de cumpleaños o una comida o cocktail de trabajo, será molesto para nosotros el no actuar como los demás, no poder disfrutar de esa cena maravillosa o no poder compartir un dry-martini con aquella chica que nos gusta tanto. Sí, es una limitación que hará que tomemos consciencia de la cantidad de comidas que realizamos por mero compromiso social, sin ningún fundamento alimenticio.

Es, por todo esto, siempre mucho mejor realizar el ayuno de una forma un poco *retirada*, esto nos librará en gran medida de la carga del hambre social. Si no es posible retirarse un poco, el ayuno resultará más duro, pero se puede hacer estando más atento y poniendo mayor fuerza de voluntad.

La cuestión de la voluntad.

La fuerza de voluntad es esencial para realizar un ayuno. Dicho esto tengo que añadir que al practicar el ayuno reforzamos enormemente nuestra fuerza de voluntad. Es un proceso de retroalimentación.

La decisión de ayunar.

Un ayuno debe basarse siempre en una decisión firme, producto de un análisis serio de nuestra situación y de una motivación que nos llevan, sin lugar a dudas, a la decisión de ayunar. Hay que estar mentalmente preparado. Esto significa que uno entiende qué es un ayuno, por qué razones lo hace, qué beneficios espera obtener de él y que ha sopesado los sacrificios y esfuerzos que deberá vivir. Los procesos psicológicos y las experiencias por las que se pasa durante un ayuno son intensas y si uno va preparado es mucho más llevadero y nos ayuda a evitar posibles abandonos y fracasos.

La decisión de ayunar no sólo debe ser una decisión racional, más bien debe ser un "estado mental" que cobra vida en la totalidad de nosotros. Cuando uno toma una decisión firme, sabe que va a llegar a su objetivo, pase lo que pase. Si conseguimos entrar en este estado mental. la fuerza de voluntad se activa automáticamente, y una vez en marcha, todo el proceso no hace más que reforzar el estado mental y la fuerza de voluntad. De nuevo el pez que se muerde la cola.

Me recuerda un poco a aquellas bombas para pozos de agua que funcionaban con una palanca. Si tirabas de la palanca seguía brotando el agua y cada vez salía más y con mayor potencia; pero primero tenías que tirar un poco de agua dentro del mecanismo de la palanca, sino no funcionaba. Igual que la bomba de palanca necesita una cantidad externa de agua inicial para después poder dar una cantidad enorme de agua procedente del pozo, se necesita una cierta cantidad de fuerza de voluntad inicial para conseguir a posteriori un incremento claro e importante de la misma.

Aunque ya he hablado de esto en el capítulo "El Proceso", es preciso insistir en que la fase de preparación del ayuno no es una etapa de decisión. La decisión debe estar ya tomada, pues si comenzamos una fase de preparación "a ver qué pasa", lo más probable es que decidamos no hacerlo (hambre psicológica al ataque) y nuestra fuerza de voluntad quedará entonces seriamente tocada. Nuestro subconsciente lo anotará como un fracaso, bajará nuestra autoestima y nuestra fuerza de voluntad como digo quedará mermada. La fase de preparación es una fase más del ayuno, una parte muy importante y por tanto si empiezas por esta fase tu objetivo debe ser continuar y completar las otras dos fases. Sólo así reforzarás tu mente.

La forma de tener la voluntad suficiente para hacer un ayuno es empezar poniendo un poco de voluntad, esa voluntad que hace falta para arrancar y quizás para continuar uno o dos días más; a partir de este punto el esfuerzo va disminuyendo por la simple razón de que nuestra fuerza de voluntad va aumentando.

El mayor beneficio que se obtiene de una mente fuerte y bien equilibrada es su capacidad para gestionar de forma óptima la energía. Este es para mi, el mayor beneficio que podemos obtener de un ayuno. Nuestra mente determina en gran medida nuestra energía. La cantidad y la calidad de energía (física y mental - pensamientos incluidos) de que disponemos viene determinada por cómo nuestra mente es capaz de gestionarla. Un ayuno es un doctorado en gestión energética para nuestra mente y de ello nos beneficiamos de forma inmediata al terminarlo.

La fuerza de voluntad es un subproducto, una consecuencia más de esta nueva y más eficiente forma de gestionar la energía por parte de nuestra mente. Vale la pena poner un poco al principio para obtener mucha más, poco después.

La cuestión espiritual y psíquica.

La cuestión espiritual va unida al ayuno desde los albores de la humanidad. Cualquier persona que haya ayunado en condiciones sabe que la influencia del ayuno en la espiritualidad es directa y potente.

Todas las religiones que conozco tienen su ayuno. Es lógico que los grandes gurús espirituales se sirvieran de los beneficios del ayuno par clarificar sus mentes. También es lógico que en sus enseñanzas lo practiquen a modo de ejemplo para los demás. Privarse de comer para llegar a la lucidez mental ha sido una constante en la historia del hombre. Desde Buda pasando por Jesús, Mahoma o Ghandi, los ejemplos de líderes religiosos o espirituales que han ayunado son abundantes y muy elocuentes.

Existen otro tipo de ayunos espirituales, por supuesto. Un voto de silencio por ejemplo, es un ayuno del habla y ha sido muy practicado en la historia. Tanto que hoy en día sigue practicándose. Pero el ayuno de alimento es el más universal y el más utilizado para templar el cuerpo y la mente.

El ir desprendiéndonos de las toxinas y cuerpos o materias extrañas y venenosas pronto trae sus frutos. Nuestro cuerpo se va limpiando y los canales energéticos se benefician también del proceso. Las materias tóxicas y los tejidos perjudican el libre fluir de la energía por los canales y esto afecta irremediablemente a nuestros órganos y sistemas. Una vez limpios, el flujo de energía es firme y constante por ellos, y uno de los primeros beneficiados es nuestra mente. De forma que nuestra percepción se aclara como efecto de la lucidez mental. La espiritualidad entonces puede surgir por sí sola con fuerza.

Como hemos comentado anteriormente el ayuno es un proceso de interiorización, este proceso ayuda mucho a la hora de experimentar espiritualidad en nuestras vidas. La religiosidad es un ejemplo de este efecto pero hay más. La calma y la meditación van unidas al ayuno de forma natural; si vaciamos nuestros cuerpos de sustancias perniciosas es lógico que hagamos lo mismo con nuestras mentes. Una cosa arrastra a la otra de forma natural, de modo que al ayunar tenemos facilidad para meditar, para vaciar o calmar pensamientos o simplemente sincronizar nuestros cerebros con ondas positivas, claras y limpias.

La meditación espiritual no puede forzarse. Durante el ayuno (y después de él) las condiciones son óptimas para hacerlo pero nunca debemos forzar pues nos perderemos la experiencia. Para meditar uno debe calmarse antes, calmarse físicamente y calmarse mentalmente. En muchos retiros de meditación se impone algún tipo de ejercicio físico antes de entrar en la meditación. Esta técnica ayuda muchísimo. Un poco de ejercicio físico antes de la meditación es una ayuda enorme. Los resultados de una meditación precedida de ejercicio físico son muy superiores en la mayoría de los casos a aquellas que se hacen sin ejercicio previo. La diferencia es tan grande que es casi absurdo realizar una meditación sin haber puesto a trabajar nuestro cuerpo, y haberlo cansado en cierta medida, antes.

Personalmente he practicado meditación trascendental (corresponde a la concentración en un sonido o acción repetitiva- un tambor, una campana, etc..) durante varios de mis ayunos con excelentes resultados. Se llega a desconectar por completo, resultando en un descanso mental difícilmente explicable con palabras. Me gusta poner el ejemplo de los zapatos pequeños. Si vamos durante todo el día con unos zapatos que nos vienen pequeños, cuando por fin nos los quitamos sentimos un alivio enorme. Lo que ocurre con la meditación trascendental es algo muy parecido pero en lugar de ser nuestros pies es nuestra mente la que resulta aliviada.

Los efectos del ayuno sobre el sistema nervioso son claros. El sistema nervioso se fortalece, se pone a tono y se evitan los 'picos' de tensión en él. El pulso, por ejemplo, se torna muy firme después de un ayuno. Si colocas tu mano derecha a unos veinte centímetros frente a tus ojos, y aguantando la mano a pulso verás la firmeza con que queda la mano quieta, sin moverse ni un poco. Esto es síntoma de un sistema nervioso fuerte y templado, sin estridencias en su fluir. Obviamente esto favorece enormemente el funcionamiento de nuestro cerebro, que no deja de ser el centro del sistema nervioso. La agilidad y la lucidez mental aparecen entonces sin dificultad, dando un rendimiento óptimo.

El hecho de tener una mente más lúcida hace que nos sintamos mucho más recargados energéticamente. Mucha más ideas vienen a nuestra cabeza, más conceptos, mayor profundidad en ellos, mayor rapidez, mayor atino. La lucidez nos hace más optimistas pues vemos más opciones y menos obstáculos. Nos sentimos más fuertes para afrontar los desafíos, sean del tipo que sean. La espiritualidad nos hace más fuertes y nos proporciona seguridad y control, también desapego y disciplina.

Planes o acciones que nos parecían muy difíciles de llevar acabo adquieren nueva perspectiva y vemos entonces que no son tan difíciles sino que éramos nosotros mismos quienes nos poníamos las barreras para no conseguirlo. Así de potente es la ayuda y la lucidez mental que adquirimos con la práctica del ayuno.

Como vemos la cuestión espiritual es importante en un ayuno. No debe subestimarse ni tampoco se debe dejar pasar la oportunidad. La vivencia espiritual es uno de los grandes tesoros del ser humano y el ayuno nos ayuda a descubrirlo.

*«Come poco y cena más poco;
que la salud de todo el cuerpo se fragua en la oficina del
estómago».
Miguel de Cervantes*

ADELGAZAR AYUNANDO

Aunque las personas que practican el ayuno de forma regular lo hacen principalmente como ejercicio de limpieza, rejuvenecimiento y desintoxicación, un efecto secundario muy deseable y positivo es la pérdida de grasa excesiva y la optimización de nuestro peso corporal.

En mi opinión el ayuno es la mejor forma de adelgazar. Por muchas razones.

En primer lugar la pérdida de peso tiene lugar de una forma bastante rápida pero saludable. Un ayuno de veintiún días bien llevado puede hacer que una persona con exceso de peso llegue a su peso ideal. Pero la ventaja principal consiste en que lo hará sin forzar los órganos y limpiándose a la vez. Esto implica una enorme ventaja cuando el ayuno se acaba: nuestros órganos funcionan mucho mejor y nuestro organismo, por tanto, es capaz de eliminar los desechos de una forma más rápida y más determinante. Otra ventaja añadida es que al terminar el ayuno seremos mucho más conscientes del tema alimenticio. Conoceremos mejor qué alimentos son puramente 'sociales' y cuáles son caprichos de los que podemos prescindir sin demasiados problemas.

Además, el estómago es tremendamente flexible y plástico de forma que su tamaño va menguando mientras dura el ayuno, y una vez terminado éste, estaremos perfectamente preparados para empezar a comer menos cantidades en nuestras ingestas habituales. El estómago se llenará mucho antes y la sensación de hambre desaparecerá enseguida, evitando de esta forma que comamos en exceso. El darse cuenta de que nuestro estómago ha menguado y de que necesita una cantidad mucho menor de comida para saciarse es de una ayuda inestimable para después permanecer en nuestro peso ideal sin molestias ni sufrimientos .

Otra de las ventajas del ayuno como medio para adelgazar es la radicalidad del proceso. En un ayuno no se come y punto. En las dietas restrictivas la mente no está tranquila;« puedo comer de esto pero no de lo otro, tengo que contar las calorías no me vaya a pasar, tengo que controlar los horarios, comprarme los sobre de proteínas, esperar dos horas hasta poder comer tal tipo de alimento» etc... Todo esto agota la mente y ello hace que sea mucho más duro. Además una dieta restrictiva nos enseña a restringir, a limitar, pero no nos enseña a comer y por tanto muchas de las dietas sólo sirven para bajar, con enorme esfuerzo y sacrificio, unos quilos que en pocas semanas volveremos a ganar. El ayuno sí nos enseña a comer, nos muestra la enorme capacidad que tenemos y nos refuerza en gran medida la fuerza de voluntad con lo que al acabar el ayuno podemos decidir qué tipo de alimentación llevar porque sabemos y nos hemos demostrado a nosotros mismos que somos capaces de hacerlo.

La economía es otro factor importante en un ayuno. Ayunar es barato, hacer una dieta es muy caro. La industria del adelgazamiento es multimillonaria. Cada día miles y miles de personas se gastan auténticas fortunas en productos y servicios para adelgazar. Batidos, proteínas solidas, productos para eliminar la grasa, productos para inhibir la absorción de las grasas o de los carbohidratos, consultas a médicos especializados, medicinas de todo tipo, cirugías carísimas etc... Todo este dispendio, que es enorme, queda reducido a la nada si se realiza un ayuno bien guiado.

Como he mencionado anteriormente el ayuno es un método rápido pero sobretodo sano. En general los sistemas de adelgazamiento que ponen en el mercado las grandes multinacionales son meros sistemas para sacarle el dinero a la gente, pero no están diseñados para cuidar tu cuerpo. Las consecuencias de algunos de ellos son realmente negativas y generalmente desarrollan efectos secundarios que deben tratarse posteriormente con medicinas o terapias para reparar los daños tanto físicos como psicológicos.

Es importante mencionar que para adelgazar mediante el ayuno debe uno primero asegurarse de que se encuentra en perfectas condiciones para ayunar (véase ¿Quién puede y quién no puede ayunar en el capítulo El Proceso). Si estamos en uno de los grupos de los que no puede ayunar no debemos hacerlo pues las consecuencias pudieran ser fatales. Nunca debemos empezar un ayuno si no nos hemos asegurado antes de que podemos hacerlo, pidamos siempre la opinión de un experto naturópata o la de un médico.

Adelgazar con los distintos tipos de ayuno.

A las personas que pretenden utilizar el ayuno como método de adelgazamiento les sugiero tres tipos de ayuno que cubren la mayor parte de 'casos' y que dan unos excelentes resultados. Cada uno deberá decidir cuál es el tipo de ayuno que mejor se adecua a sus necesidades en cada momento.

Recordemos: el ayuno sirve para adelgazar a personas con sobrepeso pero sanas.

Primer tipo. Ayuno con zumos naturales.

Este es el ayuno para adelgazar más popular. Se trata de determinar un periodo de tiempo en el que sólo nos alimentaremos de zumos naturales y de infusiones. Los zumos deben siempre rebajarse con agua al 50%, pues la cantidad de azúcares contenidos en ellos resultaría excesiva para obtener buenos resultados de adelgazamiento. Ello significa que si, por ejemplo, decidimos tomar un par de litros de líquidos al día (ocho vasos), tomaremos sólo un litro de zumo; cada vaso de líquido que tomemos contendrá la mitad de agua y la mitad de zumo. De esta forma es mucho más fácil llevar el control de la cantidad total de zumo ingerida.

Suelo recomendar utilizar el zumo de manzana ecológico que puede encontrarse fácilmente en las tiendas de dietética. Estos zumos ecológicos no contienen azúcares añadidos y, aunque deberemos rebajarlos igualmente con agua al 50%, nos aseguramos un resultado óptimo.

El ayuno con zumos puede incorporar también algunas infusiones que ayudan a la eliminación de las grasas, tales como té verde, el té blanco o algunas otras como la menta o la manzanilla etc... No es aconsejable tomar infusiones con gran cantidad de cafeína o teína, mejor olvidarse del café y del té negro.

En cuanto a la duración de este ayuno puede variar de persona a persona, del tiempo que se disponga, de la disposición de cada uno y otros factores ya comentados en este libro. Si se requiere bajar muchos quilos, lo mejor es comenzar haciendo un ayuno de zumos naturales durante una semana entera (siete días completos). En estos siete días se pierden los primeros quilos y su eficacia es extraordinaria, a simple vista nos sorprenderá lo rápido que funciona y lo bien que nos encontramos al acabar. Esto nos dará una gran fuerza de voluntad para continuar con una dieta o con el plan alimenticio que decida el ayunador. Podemos continuar con el ayuno con zumos hasta los veintiún días sin problema, siempre bajo la supervisión de nuestro naturópata o médico de confianza. También es posible comenzar con un ayuno de siete días con zumos y después continuar con un ayuno hídrico o a base de infusiones durante siete o catorce días más. Este sistemas es muy recomendable pues la pérdida de grasas y de toxinas es muy importante, pero es realmente duro de llevar, sobretodo para los no iniciados.

En el ayuno con zumos pasaremos por las mismas fases que en un ayuno hídrico pero de una forma más leve, más llevadera. La desintoxicación se hace de forma que no es tan molesta aunque pueden aparecer los mismos síntomas que en un ayuno hídrico; los dolores de cabeza en el primer y segundo día pueden presentarse pero no serán ni mucho menos tan intensos.

Cuando practicamos un ayuno con zumos para adelgazar es recomendable, diría que incluso imprescindible, realizar un paseo diario de treinta minutos de duración. Si lo hacemos así la diferencia de resultados puede ser de entre un 30 y un 40%. La combinación del paseo diario con este tipo de ayuno con zumos es excelente pues se mueven todos los sistemas, se facilita la eliminación de toxinas y ayudamos a la producción de endorfinas, lo cual nos proporciona bienestar y, como consecuencia, garantías de continuar con nuestro propósito.

Segundo tipo. Día de ayuno semanal.

Este segundo tipo consiste en realizar un día de ayuno cada semana. Yo suelo hacerlo los lunes pero por supuesto cualquier día es posible. Por razones puramente prácticas es mejor que sea siempre el mismo día de la semana.

Es un ayuno de adelgazamiento a largo plazo. Puedes adelgazar muy bien haciendo este tipo de ayuno si eres constante y no te saltas ni un solo día Si por lo que sea no puedes hacerlo el día que te has propuesto lo haces al día siguiente (en mi caso el martes) y no hay problema. Los resultados tardan unas cuantas semanas en verse pero la solidez del sistema es a prueba de bombas. Al año de hacer este tipo de ayuno tu cuerpo y tu mente habrán cambiado de forma determinante. No volverás a engordar, podrás comer de todo que no engordarás. Eso sí hay que ser muy estricto y no saltarse una sola semana.

En el ayuno semanal caben varias variaciones. La primera sería la del ayuno hídrico de un día: sólo agua e infusiones no estimulantes como manzanilla o té verde o blanco. La segunda variación sería un día de ayuno a la semana sólo tomando zumos de frutas (rebajados con agua al 50%), a ser posible del mismo tipo de fruta. Estas dos opciones dan muy buenos resultados y nos pueden servir, aunque evidentemente el hídrico es siempre más potente, más limpiador y rejuvenecedor.

Las características de este ayuno semanal lo hacen ideal como ayuno de mantenimiento después de un ayuno largo, de varios días. Cuando has ayunado durante siete, diez o veintiún días seguidos, ayunar durante un día no supone esfuerzo sino más bien es como una liberación, un descanso merecido.

Es un hábito fácil si se mantiene con disciplina y los resultados son espectaculares. Hemos de recordar que cuando una persona ayuna para adelgazar lo que consigue es en realidad mucho más que eso porque obtiene los resultados de un ayuno, mucho más potentes y efectivos que los de una dieta de adelgazamiento. Vale la pena utilizar este tipo de ayuno cuando se ha realizado uno más largo. ¿Cuando? de forma inmediata, al acabar nuestro ayuno largo, (haciendo la fase de salida correctamente según el tiempo que nos corresponda) a continuación haremos un día de ayuno a la semana.

Para las personas que no quieran o no puedan hacer un ayuno largo, este método de ayunar sólo por un día a la semana es muy recomendable, aunque al principio les costará un poquito más, a las pocas semanas se acostumbrarán y no les supondrá un gran esfuerzo el llevarlo a cabo.

Tercer tipo. Ayuno hídrico de 7, 10, 14, 21 ó 40 días

Este es el ayuno por excelencia. Es sin duda el más purificador y el más rejuvenecedor de todos. También es el más duro, sobretodo la primera vez. No sólo se consiguen perder la mayoría de los quilos de más sino que nuestro aspecto general (ojos, piel, cabello, etc...) mejora de una forma espectacular y además conseguiremos después mantenernos muy fácilmente en el peso.

Como hemos descrito al principio del libro este ayuno consiste en no comer ningún tipo de alimento excepción hecha del agua. Podemos hacer algunas infusiones no estimulantes, y en casos excepcionales (crisis muy agudas de dolor de cabeza o muscular) haremos un caldo con apio o cebolla o incluso podemos añadir una manzana al agua hirviendo. Estos caldos son muy reconfortantes pues aunque se trata sólo de agua, al estar calentita y con un cierto sabor se toman muy bien. El agua caliente ayuda mucho a disolver flemas y a expulsar toxinas. Otra técnica muy positiva que podemos utilizar es hervir agua durante veinte minutos y después la dejamos atemperar un poco para ir tomándonosla a sorbos poco a poco, durante todo el día A las personas que están muy intoxicadas se les recomienda echar unas gotitas de limón a sus caldos o infusiones e incluso al agua sola. El limón es un desinfectante muy poderoso y nos ayudará en las eliminaciones y en definitiva a conseguir un adelgazamiento más sólido, más real.

¿Qué podemos esperar de este tipo de ayuno?

Con el ayuno hídrico podemos esperar el mejor de los resultados posible: la pérdida de acumulaciones de grasa está garantizada, así como la expulsión de la mayor parte de las toxinas que pudiéramos albergar en nuestros organismos.

Debemos recordar sin embargo que cada uno de nosotros es un ser único y especial. No existen unas tablas de adelgazamiento que sirvan para todo el mundo. Sin embargo, la evidencia de que el ayuno nos regula el peso existe en cada uno de los practicantes de este proceso.

¿Cuántos días debemos ayunar para adelgazar?

La cantidad de días a ayunar para adelgazar depende de cada caso. Aquí el sobrepeso y la predisposición mandan. Las personas con un sobrepeso muy importante deberán realizar varios ayunos para conseguir su objetivo final, pero en cada uno de ellos conseguirá resultados espectaculares. Recordemos que no podemos hacer ayunos muy seguidos en el tiempo. Para una persona normal, con cierto sobrepeso sería lógico pensar en dos ayunos al año, no más (excepción del día de ayuno semanal que sí puede realizarse durante todo el año de forma continua).

Las personas con sobrepeso no excesivo conseguirán quitarse lo que les sobra con un ayuno de veintiún días y después, si tienen tendencia a engordar, deberán realizar el día de ayuno semanal para mantenerse.

Las personas con ligero sobrepeso tendrá suficiente realizando el ayuno de 7 ó 10 días, e igualmente, si tienen tendencia a engordar recomendaría para ellos que hicieran el ayuno semanal de un día

El ayuno de 40 días es sólo para personas iniciadas. Aquellos que ya han realizado ayunos con anterioridad de un mínimo de 14 días pueden comenzar un ayuno de cuarenta días. Este ayuno sí es definitivo en cuanto a regulación del peso; incluso se puede bajar un poco más del peso ideal con este tipo de ayuno, pero no hay que preocuparse, pues los quilos que nos falten los recuperaremos fácilmente y sin sobrepasarlos al comenzar nuestra alimentación normal.

Moverse es fundamental.

Ya comentamos antes que durante un ayuno (de cualquier tipo que sea éste) es muy conveniente hacer un cierto ejercicio, movernos. Quizás el mejor ejercicio que podemos hacer durante el ayuno es caminar. Realizar unos paseos de forma continuada, cada día, nos ayudará mucho a la hora de perder esos quilos y además nos facilitará todo el re-equilibrio energético.

Por último me gustaría añadir una aclaración. Aunque decidamos hacer un ayuno para adelgazar debemos tener en cuenta todos los factores del ayuno. Es importante realizar el ayuno tal y como se indica al principio de esta obra. No debemos saltarnos ningún paso y debemos tener en cuenta los consejos que aquí se indican y los que pudiera hacernos nuestro naturópata o médico. Los enemas deben hacerse igualmente si lo que pretendemos es adelgazar. Que queramos utilizar el ayuno para adelgazar no significa que podamos coger algunas partes de él y dejar las otras de lado. Como hemos indicado antes, las consecuencias de un ayuno mal llevado pueden ser fatales. No juguemos pues con nuestra salud.

«Si quieres hacer reír a Dios,
cuéntale tus planes».
Anónimo

DIARIO DE MI AYUNO MAGICO DE 21 DIAS

He aquí mi diario personal de ayuno mágico de 21 días. Lo realicé en el período de tiempo comprendido entre el 8 de enero y el 29 de enero de 2009.

Incluyo además el diario de mi post-ayuno, es decir, los cinco primeros días transcurridos tras los veintiuno de ayuno puro. En esta ocasión no realicé ningún tipo de preparación: mi experiencia anterior con la disciplina me permitió entrar directamente en el ayuno; además se trata de las fechas inmediatamente posteriores a la Navidad con lo cual se me hizo muy difícil prepararme durante éstas.

He querido añadir este diario personal a esta obra para que el lector pueda tener una referencia real y 'a tiempo real' (pues lo escribí día a día) de las impresiones así como las sensaciones que un ayunador puede experimentar durante el proceso. Recordemos: todos somos diferentes y únicos y, por tanto, cada uno de nosotros tendrá sus propias experiencias en este gratificante y duro proceso que es el ayuno.

Este ayuno lo quería hacer bien pues se trataba de mi primer ayuno hídrico de 21 días. Con este objetivo me retiré a una pequeña casita en l'empordà (Girona), donde podía trabajar tranquilo y no me molestaba nadie. El tiempo era frío (Enero) pero creo que fue una buena idea la de retirarme para hacerlo en condiciones. El diario lo escribía cada día al acostarme o bien inmediatamente al levantarme; a veces realizaba anotaciones en él cuando se me ocurría o si no quería olvidar algo. De esta forma podía relatar con detalle lo sucedido el día anterior e incluso lo sucedido durante la noche.

Las condiciones en las que comencé el ayuno eran las

siguientes: me encontraba bastante cansado, fatigado e intoxicado. Fumando un mínimo de un paquete de cigarrillos al día, haciendo menos ejercicio físico del que me gustaría, bebiendo más alcohol de lo aconsejable... en fin, me costaba mucho concentrarme en el trabajo y fuera de él, durmiendo poco y bastante mal (me despertaba varias veces por la noche). El dolor en el codo izquierdo (causado por un mal gesto fuerte al intentar aguantar una moto de 300 quilos) era muy intenso y sin visos de desaparecer. También tenía algunas erupciones en la piel y en el cuero cabelludo... Por tanto pensé que después de la Navidad me iría muy bien realizar uno de mis ayunos. Y así lo hice.

DIA PRIMERO: Jueves, 8 de Enero de 2009

Hoy he pasado casi todo el día descansando, tumbado. Me he levantado sobre las 10 de la mañana.

He realizado 2 tomas de medio litro de agua con unas gotas de zumo de limón.

No paso hambre pero por la noche, al acostarme, empieza ya el dolor de cabeza. Es un dolor soportable (quizás porque ya lo he pasado antes) pero realmente muy fuerte.

Tengo tos por la noche, no la había tenido en los días anteriores, y hace bastante frío en la casa.

Fumo 8 cigarrillos durante todo el día (normalmente 20 ó 25) y, además, un purito que no me sienta del todo bien.

Tengo la lengua ligeramente amarilla.

No tomo café ni infusión de ningún tipo.

DIA SEGUNDO: Viernes, 9 de Enero de 2009

Me levanto sobre las 11 de la mañana.

He pasado la noche con fuertes dolores de

cabeza pero he conseguido dormir a ratos.

Durante todo el día no he tenido dolor de cabeza.

Aparte de agua sola, he tomado una taza de té blanco a mediodía lo que me ha dado muchísima energía. Siempre me pasa lo mismo cuando ayuno: tomo un té y me da gran cantidad de energía y ganas de hacer muchas cosas.

He fumado 8 cigarrillos en todo el día

Sigo con tos, que por la noche se hace mucho más intensa.

Arrastro un dolor intenso en el codo del brazo izquierdo, de momento sigue ahí.

No he ido al lavabo (evacuar). Es posible una relación IntestinoGrueso-Pulmón. Por eso me aplicaré una enema de café para limpiarlo bien a ver qué pasa; quizás se vaya la tos.

Tengo la lengua amarillenta, el color es algo más intenso que ayer.

Paso gran parte del día trabajando sentado o tumbado. También hago algunas labores del hogar como limpiar la cocina, hacer mi habitación y limpiar a fondo la nevera de la casa.

DIA TERCERO: Sábado, 10 de Enero de 2009

Me levanto a las 11 de la mañana y voy al pueblo a tomar una infusión de té.

Día bastante normal, sin hambre y sin dolor de cabeza.

Por la mañana he fumado demasiado rápido pero por la tarde he controlado el asunto y he conseguido dejarlo al final del día en 9 cigarrillos. No he necesitado más. La sensación es que el tabaco me satura.

He hecho el enema de café. Dos litros de enema que he tenido que aplicar en tres fases porque no podía de otra forma. Una vez puesto soy incapaz de aguantar ni un minuto. Intentaré mejorar esto en los próximos días.

He trabajado bastante hoy y he dado un buen paseo de cuarenta y cinco minutos.

La lengua la tengo más amarillenta pero más oscura también.

Lo peor de todo es que tengo muchas horas y como a mí me gusta cocinar pues lo paso mal porque se me ocurren muchos platos para hacer (hambre psicológica). Haré una lista de platos buenos para cuando pase el ayuno y así poderme mantener desintoxicado y sano.

DIA CUARTO: Domingo, 11 de Enero de 2009

Me he levantado muy tarde: sobre las 12 del mediodía pues ayer me dormí muy tarde, leyendo se me pasó la hora...

Sigo con la tos por la noche, es bastante pesado pues es una tos desagradable.

Sigo con el dolor en el brazo izquierdo.

Al poco de levantarme he tomado medio litro de agua y, más tarde, un té blanco.

Hoy empiezo con el ejercicio físico moderado. Después de tres días completos de ayuno creo que el cuerpo necesita ejercitarse y moverse un poco para limpiarse bien. Mover la maquinaria, vamos.

He cogido la bicicleta y he ido andando hasta la gasolinera para hinchar las ruedas. Son 2 kilómetros aproximadamente y he tardado unos 40 minutos. Allí, al agacharme y volverme a incorporar (al hinchar la rueda) casi me desmayo. Me he mareado pero me he apoyado y lo he resuelto bien. Es normal, he vuelto montado en la bici y todo ha ido bien. He tardado unos 15 minutos en volver con la bicicleta. Una hora en total entre caminar y montar en bici.

Me encuentro bien; creo que mi cuerpo se ha deshinchado un poco y eso se nota bastante. Parece que empiezo a quitarme la fatiga crónica de encima.

No paso hambre ni dolores de cabeza pero a veces me vienen pensamientos de comidas concretas que deleitarían mucho mis sentidos. Intento no pensar en eso; pensar en otra cosa y ya está. Bien controlado.

El hacer ejercicio unido al estar más limpio ayuda muchísimo a reducir el tabaco.

Hoy he fumado 6 cigarrillos.

La lengua sigue amarillenta, un poco más marrón, pero amarillenta.

DIA QUINTO: Lunes, 12 de Enero de 2009

Me he levantado a las 10 de la mañana.

Me he levantado cansado, débil quizás, y con un importante sangrado de encías. Ya me lo esperaba pero no lo esperaba tan abundante ni mucho menos.

Sigue la tos por la noche. A una cierta hora, me despierto y empiezo a toser.

Al cabo de un par de horas he tenido que volver a tumbarme y dormir pues me sentía sin energía.

La lengua ha variado su color. Ahora es amarilla pero más oscura y más blanquecina a la vez.

Hoy he fumado 9 cigarrillos.

Sigo con el dolor en el codo izquierdo.

DIA SEXTO: Martes, 13 de Enero de 2009

Me he despertado a las 10 de la mañana pero he decidido continuar durmiendo hasta las 12 y media. Pienso que el sueño reparador unido al ayuno es mucho más potente. Lo necesitaba.

Sigue la tos aunque esta noche creo que ha sido menos intensa.

Sigo con el dolor en el codo izquierdo.

Hoy he fumado 8 cigarrillos.

Me he aplicado hoy un enteroclisma (enema) de café. He conseguido aplicarme los 2 litros de una tacada y he aguantado unos 8 o 10 minutos hasta la evacuación.

La lengua sigue amarilla y marrón pero se ve ya claramente una capa blanca.

Las sensaciones de este ayuno no son todo lo buenas que esperaba. Sigo con tos y dolor en el codo. A estas alturas pensaba que ya estarían más que eliminados pero no es así.

Me he estado mirando la lengua y lo que me viene a la cabeza es "esto no ha hecho más que empezar". El problema es que no sé si estoy dispuesto a seguir más de una semana con este ayuno. No tengo energía y pensaba que a estas alturas tendría muchísima más.

He cogido la bicicleta -para despejarme y reaccionar un poco a mi negatividad- y he ido hasta Ullastret. Más o menos una hora. No me he cansado demasiado.

DIA SEPTIMO: Miércoles, 14 de Enero de

2009

Me he levantado a las 10 y media de la mañana. No sé por qué no me levanto mucho más temprano; normalmente cuando ayuno me despierto muy pronto por la mañana (sobre las 6 ó 7 máximo), pero esta vez no es así.

Esta noche he tenido bastante tos y malestar de garganta y pulmones otra vez.

Hoy quiero decidir si continúo con el ayuno o no.

Hoy fumaré más, pues son las 20.30 y ya llevo 10 cigarrillos consumidos. Sí, en total 12, el día que más he fumado hasta ahora.

He decidido sustituir la infusión por un caldo de apio. He hervido unos trozos de apio en agua durante 25 minutos y he añadido una cucharadita de aceite de oliva. Me ha sentado de fábula. Espero que esto sea suficiente para continuar con mi ayuno. Cuando me levante mañana por la mañana lo sabré.

DIA OCTAVO: Jueves, 15 de Enero de 2009

Esta mañana me he levantado a las 11 y media. No tenía hambre y me sentía bastante mejor así que he decidido continuar con el ayuno. Ayer por la noche daba un 80% por hecho que concluiría el ayuno y empezaría a comer, pero no ha sido así. Indudablemente el caldo de apio de ayer ha sido portentoso. Cierto es que fumé más, pero hoy me encuentro mucho mejor y con energías renovadas para continuar. Hasta cuándo no lo sé, supongo que hasta que mi lengua quede completamente limpia; no debe faltar mucho para eso. A día de hoy, con la moral bastante alta quizás por el día tan bonito que hace, contemplo un horizonte máximo de 21 días de ayuno. Esa es mi estrella. Espero que para esa fecha mi lengua se haya limpiado del todo, aunque es posible que no sea así según las experiencias de otros ayunadores como mi querido Emilio Estivill o el ruso Alexei Suvorin. Ya veremos.

He tosido muchísimo esta noche pasada. Me fastidia bastante. Además sigo con el dolor en el codo izquierdo.

Hoy he tomado dos infusiones de té verde. Me han dado mucha energía, quizás demasiada porque he fumado 10 cigarrillos que son excesivos para el día de hoy. Volveré al té blanco.

Le lengua está más o menos igual: amarilla-marronosa-blanquecina.

Me he tomado lo que quedaba del caldo de apio y sí, es muy reconfortante.

DIA NOVENO: Viernes, 16 de Enero de 2009

Me he levantado a las 10 de la mañana. No he tenido tanta tos esta noche. He tenido, pero menos.

Me he levantado bien pero no tan fuerte y entusiasta como ayer.

La lengua al levantarme está toda ella más blanquecina, de una forma más homogénea, repartida por toda la superficie. El grosor de la capa sobre la lengua es considerable.

Sólo levantarme me tomo dos vasos de agua y un té blanco pues hoy va a ser un día movido. Hoy tengo invitados a cenar -vaya ironía-. Mi hermana, la dueña de la casa, su marido y una amiga vienen a cenar hoy aquí. Tengo que limpiar toda la casa, que aunque es pequeña lleva su trabajo. Debo hacer todos los preparativos: comprar la comida, preparar el fuego, preparar la cena y todo lo que ello implica. Un día movido y motivador.

El hecho de preparar la cena me ha ido muy bien porque lo he pasado en grande preparándola. Primero he encendido y arreglado el fuego y después he hecho en él pan tostado con tomate, endivias, champiñones, salchichas, panceta... todo al fuego. A parte he preparado una tortilla de patatas y coles de bruselas que por lo que me han dicho era muy buena.

Lo peor ha sido no poder probar los platos que yo mismo había cocinado; pero ha sido una gozada, ¡tenían una pinta...!

He fumado catorce cigarrillos, pero es normal porque he estado muchas horas en pie y después muy relajado durante la cena.

DIA DECIMO: Sábado, 17 de Enero de 2009

Me he levantado a las 10:40 hs de la mañana.

No he tosido en toda la noche, sólo un poco al levantarme.

Sigo con el dolor del codo izquierdo.

Hoy ha sido un día bastante tranquilo y de relax. He tomado 2 tés blancos: uno por la mañana y el otro por la tarde. El resto, como cada día, agua.

He fumado 11 cigarrillos. Demasiados me ha parecido.

La lengua la tengo casi igual pero con la única diferencia de que la capa blanquecina se ha extendido ya por toda la superfície y en el centro, la parte marronosa es más grande. Podría ser la cola de ceniza de la que habla Suvorin.

Antes de acostarme he tomado una taza de agua caliente con una pizca de sal (el caldo donde herví las coles de bruselas). Puedo decir que me ha sentado bien.

DIA UNDECIMO: Domingo, 18 de Enero de 2009

Me he levantado sobre las 10 de la mañana.

No he tenido nada de tos.

Me he encontrado bien pero estoy un poco cansado del ayuno. Son muchas horas cada día sin comer y el tema social es bastante duro. Ayer fui a La Bisbal y al ver tiendas de comida, pastelerías, carnicerías, paradas de verduras etc... lo pasé mal.

He tomado dos tés: uno por la mañana y otro a mediodía.

Ecuador. Si sigo el ayuno hasta las tres semanas, 21 días, tal y como tenía previsto unos días atrás, significa que hoy he pasado el ecuador. No quiero hacer previsiones, voy día a día Intuyo que se me vienen encima algunos días bastante claros. Me refiero a la claridad mental, que, como digo, empiezo a intuir.

La lengua la tengo marronosa-blanquecina completamente, es decir, toda su superficie ha adquirido este aspecto.

No he hecho ejercicio, ni enema hoy.

Día de trabajo, pero también de lectura y relax.

He fumado 9 cigarrillos.

DIA DECIMOSEGUNDO: Lunes, 19 de Enero de 2009

Me he levantado a las 6 de la mañana, he bebido un poco de agua y he vuelto a la cama hasta las ocho y media más o menos.

Nada de tos en toda la noche. Cero. Sin embargo, el brazo izquierdo sigue dándome molestias intensas, ya por toda la articulación del codo. Este dolor proviene de un mal gesto con la moto, un esfuerzo mal realizado pero yo espero que el ayuno lo mitigue por completo. De momento no es así.

La lengua la tengo igual que ayer: marronosa-blanquecina por toda la superficie pero parece que esta capa es ahora bastante más profunda y no sólo superficial.

Ya hacia la noche la lengua presenta igual coloración pero signos claros de una capa mucho más densa y más profunda (cenizas de Suvorin). Parece sin duda en su máximo esplendor de expulsión.

La orina sigue igual que desde el principio del ayuno. Es de un color amarillento oscuro. Diría de color cobrizo.

Debo decir que hoy me siento sin energía y de bastante mal humor. Paso el día trabajando y leyendo tumbado; escribiendo poco y pensando algo más.

Dado el estado de mi lengua ni se me pasa por la cabeza abandonar el ayuno; sería un gravísimo error, y aunque no me encuentro del todo 'fino' proseguiré en mi empeño de acabar bien el ayuno. Me pregunto cuántos días más podrá estar la lengua así.

DIA DECIMOTERCERO: Martes, 20 de Enero de 2009

Me he levantado a las 10 y media de la mañana. Necesitaba dormir.

Ha venido a visitarme mi padre, hemos ido

juntos a tomar un café (yo un té verde y un vaso de agua grande).

No he tenido tos esta noche tampoco.

Ayer me practiqué unos puntos de acupuntura con digitopresión en el codo izquierdo y por unos momentos pensé que el dolor se podía ir, que la energía estancada allí empezaba a fluir.

Hoy sigo con el dolor aunque es algo menor. Hoy volveré con las técnicas de shiatsu.

La lengua la tengo más marrón y la capa de 'cenizas' parece muy profunda y densa (sólida?). Estoy expulsando toxinas 'a todo trapo'.

La orina sigue siendo algo escasa y muy oscura. A pesar de la cantidad de líquidos que ingiero. Los riñones, desde luego, tienen trabajo, pero parece que se lo toman a su propio ritmo. Esperaba eliminar una mayor cantidad de liquido en las micciones.

Hoy tengo más energía que ayer aunque me canso bastante.

He tenido otro episodio de sangrado de las encías. En concreto en la parte posterior izquierda. No hay mayor problema pues ha remitido rápidamente.

Lo estoy pasando bastante mal. Tengo algo de ansiedad y fumo demasiado. Busco fórmulas para olvidarme del ayuno que me viene una y otra vez a la cabeza. Además sufro un leve dolor de cabeza que, unido a todo lo demás me fastidia bastante.

He pensado que esta situación no puede continuar así. Debo buscar otra estrategia. No puedo pasarme el día pensando en el ayuno, fumando demasiado, cansado y a la vez estresado. He vuelto a preparar un caldo de apio con una cucharadita de aceite de oliva. Desde luego no es lo que más me apetece pero tomé el último hace unos tres días y he pensado que me irá bien para ayudar a depurar.

En cuanto a los enemas, no me he aplicado ninguno en los últimos días. Pudiera perfectamente ser que se me estén acumulando toxinas en el intestino y eso haga que tenga este malestar físico y psíquico. Para mí el enema es algo que me entusiasma poco y por ello de momento no me pondré ninguno, aunque sí pienso aplicarme dos más como mínimo antes de terminar con el ayuno.

Muchas toxinas. Por el estado en que se encuentra mi lengua es evidente que la expulsión de toxinas ahora está siendo 'a chorro'. Algo tarde ha empezado para mi gusto pues llevo ya 13 días. La naturaleza sin embargo lleva su curso y lleva su propio tempo. Me inclino a pensar que mi estado de debilidad moderada general viene causado precisamente por esta expulsión masiva de toxinas.

Hoy, mientras estaba preparando el caldo, me he mareado y me he tenido que sentar 5 minutos escasos. He tomado un vaso de agua con un chorrito de zumo de limón. No ha habido más consecuencias y he retornado con normalidad a mis labores.

He fumado 9 cigarrillos.

DIA DECIMOCUARTO: Miércoles, 21 de Enero de 2009

Me he levantado un poco más tarde de las 10 de la mañana. Igual que ayer.

He pensado que mi estado de fatiga/debilidad

puede deberse también a lo mal que duermo. La cama en la que duermo es una auténtica tortura; no se puede descansar bien en ella. Duermo y a primera hora de la mañana me despierto y después entreduermo moviéndome todo el rato, cada 5 o 10 minutos. Es por las malas posiciones y deformaciones del colchón que me obligan a cambiar de posición. Este puede ser sin duda un factor importante en mi debilidad.

Hoy he evacuado los intestinos de forma natural, sin enema. Es la primera vez después del último enteroclisma que me apliqué. Ha ido bien. He sacado heces pastoso-líquidas como era de esperar. Una cantidad razonable. Espero encontrarme mejor después de esto.

Mañana empieza el primer día de mi última semana de ayuno. A ver qué tal lo llevo.

La lengua sigue igual. Marrón y con capa profunda, veremos qué pasa en los próximos días

Debo continuar con ejercicio moderado (bicicleta y caminar) porque en los últimos días no lo he hecho a causa de mi malestar. De esta forma pienso facilitar y acelerar el proceso de limpieza y desintoxicación del organismo Además esto me ayudará a fumar menos.

En cuanto a mi físico, es obvio que he adelgazado. No sé cuantos quilos en estas dos semanas pero calculo que 5 ó 6. Tengo el cuerpo bastante delgado. El abdomen, que estaba bastante hinchado se ha adelgazado y desinflado considerablemente.

Hoy me he sentido, en términos generales, con más energía que ayer. No es para echar cohetes pero es una clara mejora.. El ayuno es duro, de eso no cabe duda.

He decidido no hacer más enemas. Si de aquí al final del ayuno no he evacuado nada (7 días) entonces sí me aplicaré uno con objeto de limpiar los intestinos para la salida del ayuno.

He fumado 8 cigarrillos.

DIA DECIMOQUINTO: Jueves, 22 de Enero de 2009

Me he despertado a las 7 de la mañana y he dormido un poco más (hasta las 9).

Como siempre, difícil dormir en esta cama.

La tos se ha ido completamente; no he vuelto a tener desde que se fue. El dolor de codo izquierdo sigue ahí.

¡Hoy es el primer día de mi última semana de ayuno! Veremos cómo me va. Es duro pero no me cabe duda de que voy a conseguirlo. En estos momentos me preocupa la dispersión de la cola de cenizas cuando salga del ayuno porque si sigo teniendo la lengua así... significa que todavía tengo muchas toxinas 'en cola' para ser expulsadas.

La lengua sigue igual que en días anteriores: marrón con capa muy profunda (cola de cenizas). Profusa expulsión de toxinas.

La orina sigue oscura y con espuma. Esto es probable que se deba a que los riñones expulsan proteínas en mal estado por la orina (desconozco la causa de esto).

Hoy he hecho ejercicio. Una hora con la bicicleta. Se me congelaban los oídos y la cabeza y durante un rato me han dolido bastante a causa el frío ambiental. Creo que seguiré haciendo bicicleta cada día pero sólo si hace sol, o como mínimo si no hace frío .Ya veremos.

Hoy he tomado, aparte del agua, dos tés blancos largos. Uno por la mañana y otro por la tarde-noche.

Hoy he fumado 7 cigarrillos. La relación deporte-disminución del consumo de tabaco es clara. Los métodos para dejar de fumar deberían basarse en gran parte en el deporte. Pensaré en ello.

DIA DECIMOSEXTO: Viernes, 23 de Enero de 2009

Me he despertado temprano pero sin ganas de levantarme. Al final me pongo en pie sobre las 10 y media de la mañana.

Esta noche he sufrido de una especie de acidez estomacal que se ha prolongado y sigue todavía. Me causa mucha molestia porque al hacer ayuno las molestias físicas son demoledoras. Estoy de mal humor y hasta que no se me pase esto no estaré tranquilo. La causa de esta acidez la desconozco. Probablemente se deba a la curación de alguna antigua lesión o tal vez a la expulsión de un tóxico muy potente porque, de hecho, también he tenido gases formados en el intestino y podría tratarse de la reacción del intestino al alojar estos tóxicos antes de expulsarlos. Veremos.

EL dolor del codo del brazo izquierdo sigue estando ahí.

He tomado un té blanco.

La lengua estaba muy blanca a mediodía pero por la tarde estaba mucho más marronosa como en los días anteriores. La profundidad de la capa existe igual, quizás parece algo menor.

Tengo gases intestinales durante todo el día y la acidez sigue, en menor grado pero sigue bien entrada la noche.

Aparte de ocho cigarrillos he fumado un purito. El primer o segundo día de ayuno lo intenté pero no pude con él; lo tiré de inmediato. Supongo que se trataba de aquella tos tan persistente y de aquel malestar. El de hoy lo he fumado (sin tragar el humo) perfectamente.

DIA DECIMOSEPTIMO: Sábado, 24 de Enero de 2009

Esta noche he tenido episodios de acidez (o hernia de hiato) de muy alta intensidad; algunas ganas de vomitar incluidas. Lo he pasado mal. ¿Cómo es posible que llevando tantos días sin comer pueda tener esta acidez?!!! ¿Alguna antigua lesión? ¿Tóxicos o desechos muy fuertes contra los que el estómago utilice ácidos para luchar? No lo sé. Lo estudiaré a fondo cuando termine el proceso.

Me he levantado sobre las 11 de la mañana todavía con acidez.

Aparte del agua he tomado un té de Tailandia.

Durante todo el día sigo con los episodios de acidez. Por la tarde parecen de menor intensidad. Veremos qué pasa mañana.

La lengua sigue prácticamente igual que en días anteriores.

No he hecho bicicleta, sólo un pequeño paseo a pie de unos 20 minutos.

He fumado 10 cigarrillos.

DIA DECIMOOCTAVO: Domingo, 25 de Enero de 2009

Esta noche he sufrido de nuevo capítulos de acidez fuertes. Sobretodo cuando cambiaba de postura en la cama. Hoy no fumaré ningún purito (no es la causa pero seguro que no ayuda).

Me he levantado a las 10 de la mañana.

He tomado 2 tés blancos. Uno muy largo.

La lengua sigue marronosa y con una capa de profundidad media (no parece tan profunda como en días anteriores).

Mi estado general es bueno, me encuentro bien. De todas formas estoy un poco cansado ya del ayuno. Tras diecisiete días completos ayunando me cuesta levantarme por la mañana sabiendo que me espera un día completo sin comer. No es que sea un glotón pero me gusta mucho comer; tanto la ceremonia, el ritual, como el hecho de preparar la comida y por supuesto comérmela. Debo tener paciencia y firmeza estos últimos días. Tomármelo con calma.

He fumado 10 cigarrillos.

DIA DECIMONOVENO: Lunes, 26 de Enero de 2009

Me he despertado muy pronto y me he levantado hacia las nueve y media de la mañana.

Esta noche he tenido nuevos episodios de acidez, pero sólo han sido dos.

Durante el día de hoy he tenido algún que otro capítulo de acidez pero de intensidad mucho menor a la de días pasados.

He trabajado normalmente pero con un nivel de concentración extraordinario.

He tomado dos tés de Tailandia

Como falta poco tiempo para terminar el ayuno eso me hace pensar en la forma en como saldré de él; y por tanto pienso en comida. No me gusta demasiado esto e intento ir al grano y no pararme a pensar mucho en ello.

La lengua sigue igual: expulsando toxinas a buen ritmo. Marronosa y con capa profunda de nuevo.

Mi estado físico es bueno. Me siento mucho más deshinchado, es fácilmente visible que he adelgazado. Sí, me siento mucho mejor, pero en cuanto a energía física estoy algo bajo. Tal vez el hartazgo del agua, que sinceramente llega a cansar bastante y la evidente interiorización de la energía (para limpiar y regenerar órganos y tejidos) sea la causa de mi bajo vigor vital. A nivel sexual también estoy (durante todo el ayuno) a cero absoluto. No tengo ningún apetito sexual. Sin embargo a nivel intelectual y espiritual estoy a tope (150%!!!).

La orina sigue siendo amarilla oscura y no muy abundante, más bien escasa.

Hace días que no evacuo los intestinos, no me he aplicado más enemas ni tengo intención de hacerlo. Soy consciente de que debería hacerlo pues los problemas de acidez y de energía pueden volver de no hacerlo pero como lo paso tan mal prefiero no hacerlo. Estoy convencido de que un enema de dos litros sería mano de santo pero...

Al pensar en comida por la noche he sufrido un leve episodio de acidez.

El dolor de codo sigue.

He fumado 7 cigarrillos.

DIA VIGESIMO: Martes, 27 de Enero de 2009

Me he levantado a las 10 de la mañana.

Durante la noche he tenido un par de episodios de acidez, pero poca cosa.

He tomado dos tés blancos, aparte del agua habitual.

Es duro. Al parecer los días finales son, junto con los primeros, los más difíciles. El cuerpo parece sin duda reconocer que el cambio de ciclo se acerca y se prepara consecuentemente para su puesta en marcha. Esta tarde he tenido algunas molestias (dolores) en los laterales del estómago.

En cuanto a energía física externa, estoy bajo. Es evidente que durante el ayuno serio deben cuidarse con esmero los esfuerzos. Caminar un poco está bien, incluso es necesario para mover el organismo y hacer circular la energía por los sistemas. Sin embargo debe tenerse en cuenta que la energía se concentra para la limpieza y desintoxicación y por tanto es poco el vigor que queda para 'operaciones externas', es decir, para los esfuerzos físicos como el deporte u otras actividades que requieran buena cantidad de energía.

Sigue el dolor en el codo izquierdo. Estoy harto de este dolor. Pensaba que el ayuno lo eliminaría totalmente pero no ha sido así. Ha remitido bastante, pero no del todo. He decidido olvidarme de este dolor.

He fumado 7 cigarrillos hoy.

DIA VIGESIMOPRIMERO: Miércoles, 28 de Enero de 2009

¡Hoy es el último día de mi ayuno de 21 días!

Me he levantado tarde, sobre las once de la

mañana.

Tengo baja energía física.

La lengua sigue más o menos igual. El sabor, pastosidad de la lengua y de la boca se hace realmente pesadísimo, de las cosas más pesadas de todo el ayuno. ¡Todo el día escupiendo! ¡¡¡Estoy harto!!!

Hace días que, al escribir, vengo notando que mi pulso ha cambiado. Hoy he comprobado sin ningún género de dudas que mi pulso es muchísimo más firme. Esto coincide con las experiencias de Suvorin.

La lengua se ha ido aclarando durante el día. Aunque todavía es marronosa la capa es mucho menos profunda y no ocupa ya toda la superficie de la lengua. Entiendo que esto puede suponer dos cosas: una es que mi cuerpo ya 'sabe' que mañana se pone en funcionamiento otra vez a nivel digestivo y otra es que falten 4 ó 5 días para una desintoxicación completa del organismo. Me inclino por la primera. Me preocupa en este sentido que la famosa 'cola de cenizas' pueda dispersarse de golpe por mi organismo al acabar el ayuno. Sin embargo espero y estoy muy convencido de que todo irá bien.

He fumado 7 cigarrillos.

POST-AYUNO PRIMER DIA: Jueves, 29 de Enero de 2009

Han venido a visitarme y mis planes han tenido que cambiar un poco pero básicamente es lo mismo.

Desayuno: Un café laaargo... me apetecía muchísimo Comida: Sopa de ajos con arroz y patatas, todo muy hervido y aliñado con un poco de aceite de oliva y una pizca de sal.

Merienda: Una tostada con un poco de aceite de oliva. Cena: Lo que quedaba de la sopa de la comida y una tostada de pan.

Por cómo me encuentro creo que este primer día es suficiente para comenzar a comer de forma normal, eso sí, gradualmente.

Hoy me he sentido, especialmente antes de comer, francamente mal. Estaba sin energía, tengo algo de acidez y me costaba respirar después del mínimo esfuerzo. Además suspiraba. Tenía previsto hacer muchas cosas pero he preferido dejarlo para mañana. Por la tarde ya me he sentido mejor y después de cenar bastante mejor.

Mañana probaré de comer una sopa de pescado y un poco de hígado de cordero que creo que me dará el hierro y la energía proteica que necesito.

He fumado 10 cigarrillos.

POST-AYUNO SEGUNDO DIA: Viernes, 30 de Enero de 2009

Me levanto sobre las 10 de la mañana y siento muy lúcido, pero sin energía, raro. Lo considero normal pues el ayuno no habrá acabado hasta la vuelta a la completa normalidad. Faltan todavía unos días.

Al levantarme he bebido un gran vaso de agua. Después he tenido un episodio un poco extraño con la orina. Durante los días anteriores hubo un momento en el que sentí una leve molestia al miccionar, pero no pasó de eso y me olvidé. Esta mañana en la ducha, y tras haber comido algo ya en el día de ayer, he querido 'analizar' mi orina. Ha sido bastante sorprendente. Tras una primera micción oscura como de costumbre en estos días de ayuno, ha venido una fase en la que he sacado una especie de pasta de color marrón oscuro de una densidad muy diferente para después volver a la orina oscura pero más líquida, más fluida, menos densa. He alucinado; nunca en mis ayunos anteriores me había pasado algo así. A continuación he tenido otro episodio de molestia, parecido a la cistitis pero que en un rato se me ha pasado. Esta misma molestia me ha vuelto por la noche al volver a orinar y volver a expulsar 'pasta' aunque esta vez en menor cantidad. La explicación que le doy es la de que al haber interrumpido el ayuno, las toxinas que se estaban almacenado para ser expulsadas poco a poco han tenido que salir mucho más rápidamente al 'ver' que el cuerpo volvía a ser alimentado por ingesta digestiva. Es la dispersión de cenizas esperada pero en lugar de hacerlo en el tracto linguo-estomacal lo ha hecho el aparato de excreción renal.

POST AYUNO TERCER DIA: Sábado, 31 de Enero de 2009

Me he levantado a las 10 de la mañana.

No he desayunado más que agua con zumo de piña al 20%. (20% zumo y 80% agua).

He comido lomo de cerdo a la plancha con un poco de pan tostado con tomate.

Al orinar sigo expulsando 'pasta' pero cada vez menos cantidad de ésta y más de orina normal.

Para cenar he tomado sopa de fideos y un trocito de tortilla de patata con pan de sésamo integral.

¡Hoy he evacuado los intestinos de forma natural y totalmente satisfactoria! . Sin enemas aunque cada vez estoy más convencido de que me hubiera ido muy bien aplicármelas diariamente. Quizás ¿la 'pasta' en la orina no hubiera aparecido?... es posible.

He fumado 10 cigarrillos.

Mi lucidez mental ha aumentado enormemente. Parece que hayan limpiado el *parabrisas* de mi mente.

POST AYUNO CUARTO DIA: Domingo, 1 de Febrero de 2009

Me he levantado a las 9 de la mañana.

He desayunado pan con tomate y jamón cocido.

Para comer: sopa y un trozo de pescado a la plancha. La cena ha consistido en sopa de verduras con arroz.

La orina sigue igual, sacando 'pasta' de vez en cuando y he tenido algunas molestias al orinar.

Empiezo a encontrarme muy bien.

He fumado 10 cigarrillos.

POST AYUNO QUINTO DIA: Lunes, 2 de Febrero de 2009

Me he levantado a las 9 de la mañana.

He desayunado un zumo con unas tostadas con pan con tomate y un café.

He vuelto a evacuar los intestinos. Bien.

He orinado ya sin 'pasta' ni posos de ningún tipo, aunque la orina es todavía un poco oscura.

He fumado 12 cigarrillos.

Me encuentro bien, muy bien. Tanto física como mentalmente.

Todo mi cuerpo tiene otro aspecto. El cabello,

la piel, el pulso, la brillantez en la mirada...
¡parezco otro! . La gente que me ha visto se
ha quedado impresionada por mi buen
aspecto. Estoy muy contento de haber
realizado este ayuno.

En los días posteriores fui recuperándome muy
rápidamente. Mi pulso era perfecto, de una firmeza
desconocida para mi. La orina se fue aclarando y a los
pocos días era completamente incolora y sin molestias de
ningún tipo al orinar. El sistema digestivo funcionaba a las
mil maravillas y mi sensación de saciedad me permitió
llevar una alimentación mucho más razonable.

Aproveché el esfuerzo realizado para incorporar a mi
vida habitual la costumbre de ayunar un día por semana
(los lunes) y estoy encantado de haberlo hecho. No cuesta
nada ayunar por un día y los beneficios son numerosos.
Como curiosidad debo decir que el dolor del codo del
brazo izquierdo me ha desaparecido por completo (lo hizo
al cabo de tres semanas más).

«El hombre es un pedazo del universo hecho vida».
Ralph Waldo Emerson

CONCLUSIONES FINALES

Siempre me ha gustado experimentar. Poner a prueba las teorías en el mundo real es una de mis grandes pasiones. Esto es especialmente cierto e intenso cuando de lo que se trata es de experimentar con nuestro cuerpo y nuestra mente, de forma coordinada o, como mínimo, asociada.

El ayuno me ha ayudado en gran medida a esto. La conexión de la mente con nuestro cuerpo se hace tan evidente durante el ayuno que he llegado a pensar que de alguna forma, el cuerpo es exactamente la expresión de la mente que lo gobierna. La mente influye de forma decisiva en el desarrollo de nuestro organismo, de una forma definitiva. Sin embargo el cuerpo también tiene mucho que decir, el cuerpo influye en la mente también. Habrá pues que buscar un consenso, un equilibrio entre mente-cuerpo para desarrollarnos al máximo.

La MTC (Medicina Tradicional China) me ha sido de gran ayuda en estas experiencias ayunadoras, ha sumado mucho a mi visión. En especial, la teoría del yin-yang (del que se deriva la totalidad de la teoría y práctica de la MTC), así como el estudio del I Ching. Cuando estudias la teoría del yin-yang te ves obligado a estudiar la condición de "equilibrio". Esto es algo que se da muy pocas veces en nuestras vidas; pocas oportunidades tenemos de observar, estudiar e intentar entender el concepto de "equilibrio". En muchas áreas de nuestras vidas lo buscamos, sí, pero no lo observamos, ni nos preguntamos en qué consiste exactamente o sobre qué pilares se sustenta.

Este estudio o conjunto de reflexiones sobre el equilibrio te ayuda a comprender que todo depende de las circunstancias y que, dadas éstas, lo único que puede o debe hacer el hombre es tratar de conseguir un compromiso. Esto no siempre es posible pero nuestro trabajo consiste en hacer lo máximo que esté en nuestras manos para que lo sea.

Si *estudias* el equilibrio, si conoces sus partes, sus componentes, estarás en mucha mejor disposición de conseguirlo que si simplemente lo *buscas*. Esto es especialmente importante en los asuntos que atañen a nuestra salud. Cualquier desequilibrio continuado en el tiempo genera enfermedad, ya sea ésta física o mental, o ambas a la vez.

A mi entender existen tres factores básicos determinantes de nuestra salud: la respiración, la alimentación y el entorno. Estos tres factores determinan con el tiempo la salud de las personas; y me refiero tanto a la salud física como a la mental (dependiente en gran medida del entorno). Los hábitos que vamos adquiriendo en cada una de estas áreas determinan por tanto en gran medida cómo será nuestra salud, en qué situación nos hallaremos. Existe por supuesto una influencia genética que nos protegerá o debilitará según los casos pero los tres factores determinantes acabarán imponiéndose.

La respiración.

El hombre no puede dejar de respirar más que por algunos segundos, esta es la función vital más importante, la definitiva. Cuando alguien fallece se dice que "ha dejado de respirar". Este tópico revela la importancia de esta función. Y siendo tan importante deberíamos cuidarla un poco. La respiración es capaz de cambiar por completo el estado psicológico y fisiológico de una persona, de hecho, eso es lo que hace. Aun así mucha gente no es consciente de la importancia de la respiración, no se dan cuenta que es nuestro principal sistema de expulsión de toxinas. Si no expulsáramos el CO_2 que producimos a cada momento en nuestro cuerpo simplemente moriríamos en pocos minutos. Además la respiración es nuestro más activo sistema de suministro de energía limpia; a través de la respiración oxigenamos nuestro cuerpo lo que permite el transporte de los alimentos por él. Aprender a respirar correctamente es una obligación para cualquier persona que se preocupe un poco de su salud.

He hablado antes de la respiración profunda. Existen multitud de libros, programas, vídeos y centros donde uno puede fácilmente aprender a respirar correctamente. Considero imprescindible para todo buen ayunador aprender y practicar a menudo la respiración profunda, por otra parte tan ligada al Yoga y a otras disciplinas cuerpo-mente.

El entorno.

«Dime con quién andas y te diré quién eres». Este dicho popular (atribuido según algunos autores a Goethe) es especialmente aplicable a la cuestión del entorno.

El entorno se refiere a nuestras circunstancias externas a lo largo de nuestras vidas. Se refiere también a las internas. La educación, los recursos de que disponemos, las necesidades que padecemos (físicas, emocionales, etc...) la cantidad de amor, cariño y comprensión que atesoramos, la disciplina que adquirimos y la libertad que de ella se deriva; todo ello forma parte de nuestro entorno. Y es nuestra mente la que asimila, coordina y expresa finalmente nuestros pensamientos y acciones.

Todos nos convertimos en aquello con lo que nos relacionamos. Si nuestro entorno es tóxico no tardaremos en intoxicarnos nosotros también.

Debemos procurar tener cuidado de nuestro entorno y no dejar entrar en él aquello que nos pueda intoxicar. Hábitos, compañías, lugares, ruidos, música, venenos, etc.... También debemos tener cuidado con nuestros pensamientos tóxicos y apartarlos rápidamente, lo mismo que con los de los demás. De nuevo, no es tan importante aquello que nos suceda sino cómo reaccionamos ante las circunstancias tóxicas a las que nos enfrentamos.

Unos pensamientos limpios, positivos, libres de temor y de vacilación son imprescindibles para controlar nuestro entorno y adquirir la fuerza necesaria para evitar intoxicaciones producidas por éste

.

La alimentación.

Es otro de los tres factores determinantes en nuestra salud. El alimento es nuestra fuente principal de energía.

El impacto de la alimentación en nuestro cuerpo-mente es directo y un mal hábito alimenticio puede literalmente estropearnos, a veces de forma irreversible.

Una alimentación sin equilibrio, saturada, produce daños enormes; indigestiones, inflamaciones, estancamiento de energía, órganos exhaustos, intoxicaciones, obesidad, dolores, incapacidad para absorber los nutrientes y finalmente enfermedad. Sin embargo una alimentación adecuada y equilibrada produce bienestar, energía y vitalidad. Una de las funciones principales del ayuno es la de re-programar nuestros cuerpos para volver a funcionar en equilibrio, a convertir nuestros cuerpos en máquinas funcionalmente activas y eficientes. Esta re-programación pasa por la limpieza exhaustiva de todo el organismo, expulsando aquello que nos sobra y recomponiendo los tejidos dañados que, al no permitir a los órganos trabajar de forma eficiente, consiguen romper el equilibrio de nuestra salud.

Como consecuencia de todo ello, al practicar de forma seria y diligente el ayuno uno adquiere consciencia de lo que pasa en su cuerpo. El adquirir consciencia implica "darse cuenta" de muchas cosas. Con una mente lúcida uno es mucho más sensible a aquello que ocurre en su organismo y esta es otra de las funciones y de las ventajas del ayuno.

Darle un sentido a la comida.

Quizás es esta la conclusión más evidente e inteligente (por rentable) que podemos sacar después de practicar un ayuno largo. Al estar tantas horas al día, durante semanas sin comer, nos damos cuenta de que es absurdo completamente comer y beber tanto y de la forma en que lo hacemos en nuestra vida cotidiana; la cantidad de comida innecesaria que metemos en nuestro cuerpo y que después se pudre en nuestro interior para acumularse a continuación en forma de depósitos de grasa o de furúnculos o granos o... Se hace pues evidente que nuestros cuerpos son vilmente utilizados como cubos de basura donde todo cabe y *ya se encargará el cuerpo de procesarlo*.

El ayuno nos permite ver un poco más allá, nos permite "darnos cuenta" de que debemos darle un sentido a la comida porque el no hacerlo implica no darle sentido alguno a una función vital importante y determinante. Y dejar sin sentido una función de tal importancia es lo mismo que ponerse una soga al cuello. No es tan rápido pero es igualmente efectivo; si no cuidamos nuestra alimentación, si desconocemos porqué comemos y para qué comemos, esto acabará pasándonos factura. Una factura que a veces ya no se puede pagar más que con la enfermedad, la depresión y por último la muerte.

Considero pues fundamental que tengamos en cuenta la importancia de darle un sentido a nuestra alimentación, comprenderla y sobretodo controlarla.

Una forma sencilla y práctica de comenzar a darle un sentido a nuestra alimentación es seguir la premisa de comer sólo aquellos alimentos que contengan valor nutritivo real. Esto significa que debemos ingerir sólo calorías con valor, alimentos que aun siendo calóricos o muy calóricos aportan nutrientes esenciales tales como vitaminas, minerales y oligoelementos en cantidades razonables.

Las calorías vacías, sin valor nutritivo, deben ser descartadas sin compasión. Ejemplos de calorías vacías serían un refresco de cola (que aporta un montón de calorías y ningún nutriente esencial), o la bollería industrial, etc...

«Si no aporta una cantidad importante de nutrientes esenciales por unidad calórica, simplemente no lo comas». Este es mi consejo.

Quiero hacer mención aquí, al final de esta obra, del fracaso en el ayuno. Ya lo he comentado con anterioridad pero pienso que es importante remarcarlo: perder una batalla no es perder la guerra. Todos cometemos errores, todos fallamos, es humano hacerlo y así debe ser. Lo importante no es si hemos cometido un fallo en nuestro ayuno sino cómo respondemos a este fallo. Y la única forma de hacerlo (para no perder la guerra) es aceptando este fallo y volviendo a la carga otra vez. Si somos persistentes, la guerra será nuestra. No debemos nunca hundirnos, humillarnos o despreciarnos a nosotros mismos por un error, por un obstáculo que no hemos sabido superar en un momento determinado. Al contrario, debemos ponernos de nuevo en pie y continuar con las determinaciones que habíamos tomado en un principio. Yo mismo he cometido enormes fallos, flaquezas y abandonos al intentar algunos ayunos. La clave pues está en primer lugar en aceptarlo para después corregirlo. No hay más remedio que hacerlo así pues las otras opciones son negativas, destructoras.

Cuando fallamos en un ayuno, (por ejemplo comemos al segundo día del mismo, estropeándolo) lo que debemos hacer es aceptarlo. Al principio nos sentiremos mal con nosotros mismos por no haber podido hacer aquello que nos propusimos. Bien, pero a este estado de negatividad, de culpabilidad, hay que darle un giro y convertirlo en algo positivo. El sentirnos mal debe servir para aceptar nuestro error y para determinarnos en hacerlo mejor la próxima vez; una vez hecho esto, dejaremos esos malos sentimientos, abandonaremos la negatividad. Dejaremos entonces pasar algún tiempo, algunas semanas o meses, y entonces volveremos a plantearnos el ayuno con mayor determinación y conociendo aquellos errores que no queremos volver a cometer. Y volveremos. Y lo haremos bien.

Mi experiencia me permite atestiguar y afirmar las virtudes del ayuno, la magia del ayuno.

A veces, menos es más.

Jorge Morral Oyamburu.
jorgemorral@gmail.com
Diciembre de 2009